병원이 로봇을 만났을 때

이 책은 KMI 한국의학연구소의 제작 지원을 받아 출간되었습니다.

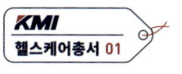
KMI
헬스케어총서 01

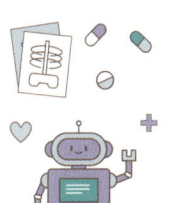
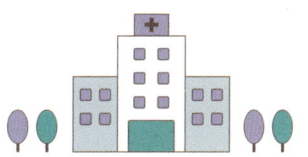
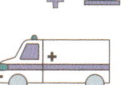

병원이 로봇을 만났을 때

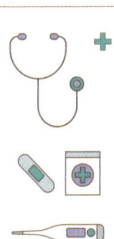
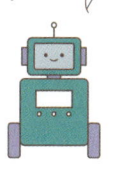

로봇이라 잘해요, 로봇이라 못해요

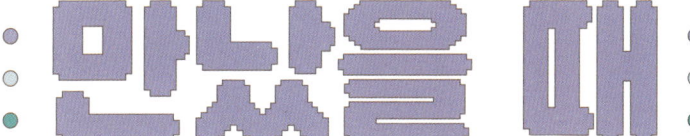

이미연 지음

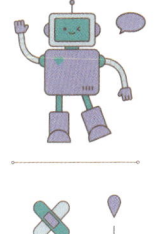
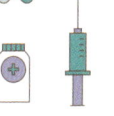
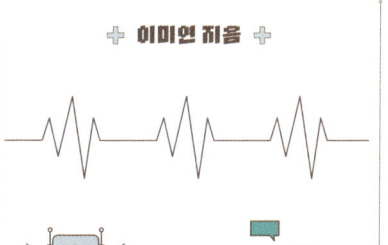
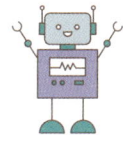
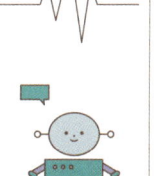
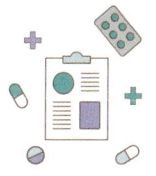
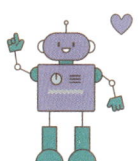

청년의사

2025년 1월, CES에서 가장 큰 화제를 모은 것은 "엔비디아(NVIDIA)"의 CEO 젠슨 황의 기조연설이었습니다. 그는 연설에서 '피지컬 AI(Physical AI)'를 강조하며 "로봇 분야에서도 머지않아 챗GPT와 같은 전환점이 올 것"이라고 말했습니다. 생성형 AI가 우리 일상에 깊숙이 자리 잡은 것처럼, 로봇 역시 가까운 미래에 우리 삶 곳곳에서 활용될 것이라는 전망이었습니다.

이 발언 이후, 전 세계적으로 로봇에 대한 관심은 한층 더 높아졌습니다. 하지만 여전히 많은 사람에게 로봇은 낯설고, 어쩌면 조금은 멀게 느껴지는 존재입니다. 그럼에도 불구하고 이제 우리는, 원하든 원하지 않든 로봇과 함께 살아가야 할 시대를 맞이하고 있습니다.

이 책은 다가오는 로봇 시대를 조금 더 이해하고, 준비하는 데 도움을 드리고자 시작되었습니다. 저와 커맨드센터의 김영미 부센터장을 중심으로, 의료 현장에서 로봇을 어떻게 활용할 수 있을지 고민하고 실천해 온 과정을 정리했습니다. 직접 사용한 경험을 바탕으로 생생한 사례를 담았기에, 아직 로봇을 접해보지 못한 분들도 흥미롭게 읽으실 수 있을 것입니다. 또한 의료 분야에만 국한하지 않고, 로봇이 필요한 다양한 분야에 계신 독자들에게도 도움이 되리라 생각합니다.

저는 로봇 기술의 개발만으로는 분명 한계가 있다고 생각합니다. 로봇이 널리 쓰이기 위해서는 기술뿐만 아니라, 로봇을 실제로 사용하는 사람들의 목소리에 귀를 기울여야 합니다. 저희는 로봇 전문가가 아니라 현장에 있는 의사와 간호사이기에, 사용자 입장에서 로봇의 장점과 한계를 더 현실적으로 느낄 수 있었습니다. 그래서 이 책에 의료 현장에서 로봇을 직접 사용하며 겪은 어려움과 고민을 고스란히 담아내고자 했습니다.

지금은 로봇의 한계와 의료 현장의 어려움을 이야기하지만, 머지않아 이런 문제들이 차츰 해결되어 로봇이 인간에게 실제로 도움이 되는 날이 올 것이라 기대합니다. 사람과 공간, 기술이 조화를 이루며 로봇과 함께 살아가는 세상. 그 미래를 준비하는 여정에, 이 책이 작지만 의미 있는 한 걸음이 되기를 바랍니다.

2025년 가을, 이미연

차례

— 서문 005

제1장 의료 현장에 투입된 서비스 로봇

- 병원에서 로봇이 진짜로 일한다고요? ——————— 011
- 로봇 서비스 6만 건이 중요한 이유 ——————— 018
- 병원에 로봇이 정말 필요할까? ——————— 026
- 로봇의 도움이 절실한 다양한 수요처들 ——————— 034

제2장 지금 로봇은 어디까지 왔을까?

- 현재 서비스 로봇의 수준 ——————— 041
- 로봇 도입 전에 하게 되는 걱정 ——————— 050
- 로봇 도입 후에 실망하게 되는 점 ——————— 060
- 로봇이 잘하는 일, 잘못하는 일 ——————— 068

제3장 로봇이 일하는 현장: 병원 실전 사례

- 약제 배송 - 업무 조정 사례 ——————— 075
- 배송을 위한 인프라 구축 사례 ——————— 086
- 검체 배송 - 업무 프로세스 변경 사례 ——————— 092
- 실외 배송 - 다중 로봇 활용 사례 ——————— 102
- 실외 배송 - 로봇 친화 생태계 구축 사례 ——————— 111
- 환자 안내 - 고령층 친화적 로봇 사용 사례 ——————— 118
- 환자용 물품 배송 - 취약자를 위한 서비스 사례 ——————— 127
- 로봇이 인간에게 주는 가치는 '일'만이 아니다 ——————— 133

제4장 로봇 도입, 이렇게 준비해 보자

- 0단계 - 나를 알기 —————————————————————— 151
- 1단계 - 로봇 알기 —————————————————————— 169
- 2단계 - 로봇 맞이할 준비하기 ——————————————— 181
- 3단계 - 로봇이 살 터전 마련하기 ——————————————— 188
- 4단계 - 로봇, 계속 써야 하는 걸까 ——————————————— 206
- 미래를 위한 전담 조직의 필요성 ——————————————— 213

제5장 미래를 위한 준비

- 로봇의 시대가 온다 ————————————————————— 221
- 로봇 시대, 우리 사회는 무엇을 준비해야 할까 ——————— 231

— 맺음말 245

제1장

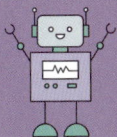

의료 현장에 투입된
서비스 로봇

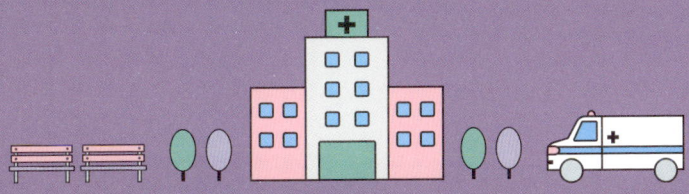

병원에서 로봇이
진짜로 일한다고요?

한림대학교 성심병원의 '서비스 로봇 군단'을 소개합니다

한림대학교 성심병원은 실제로 의료진과 환자를 돕기 위해 다양한 서비스 로봇을 도입해 업무에 활용하고 있습니다. 현재 병원에서 운용 중인 서비스 로봇은 총 11종, 77대에 이릅니다. 이 가운데 배송 로봇이 6종, 안내 로봇이 2종, 그리고 방역 로봇, 청소 로봇, 홈케어 로봇이 포함되어 있습니다.

이 중 환자의 가정으로 파견되는 홈케어 로봇은 360도 회전은 가능하지만 자율주행 기능은 없으며, 이를 제외한 병원 내 자율주행 로봇만 해도 10종, 27대에 달합니다. 총 8개 기업이 만든 다양한 로봇들로, 이는 수술 로봇, 재활 로봇, 테스트만 수행한 2종의

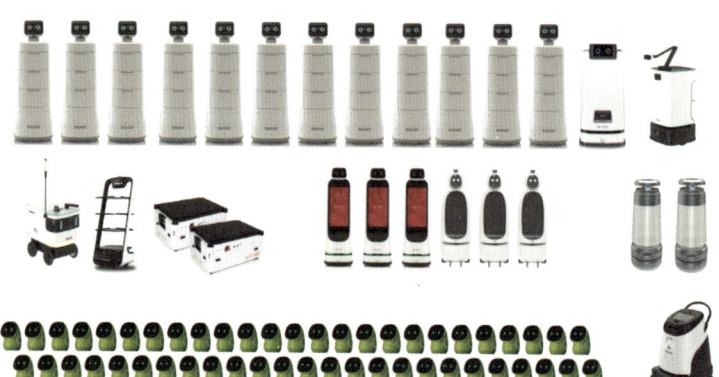

[1-1] 한림대학교 성심병원의 '서비스 로봇 군단'

로봇을 제외한 수치입니다. 서비스 로봇을 사용하는 병원 중에서 이렇게 다양한 제조사의, 다양한 종류의, 수많은 로봇을 운용한 사례는 전 세계적으로도 유례가 없을 만큼 독보적인 규모라고 할 수 있습니다.

'배송 로봇이 무려 여섯 종류나 필요할까?'라는 의문이 들 수 있지만, 이는 각각의 로봇마다 용도가 다르기 때문입니다. 예를 들어 어떤 로봇은 아무나 물건을 꺼내지 못하도록 물품함에 잠금 장치가 달려 있고, 어떤 로봇은 물건을 빠르게 싣고 내릴 수 있도록 선반형 구조로 되어 있습니다. 가벼운 물건을 소량 실어 빠르게 이동하는 로봇도 있는 반면, 무겁고 부피가 큰 물건을 운반해야 하는 로봇도 있습니다. 또 손이 달려 있어서 엘리베이터 버튼을 누르거나 노크할 수 있는 로봇, 눈이 오나 비가 오나 실외로 배송할 수 있는 로봇도 있습니다. 이는 백팩, 서류가방, 장바구니, 캐리어처럼 '가방'도 쓰임에 따라 다양한 형태로 나뉘는 것과 같습니다.

국제표준 'ISO 8373'[*]에 따르면, 로봇은 크게 '산업용 로봇 (Industrial Robot)'과 '서비스 로봇(Service Robot)'으로 나뉩니다. 산업용 로봇은 공장이나 제조업 환경에서 자동화 작업을 수행하는 로봇으로, 대표적으로 자동차 공장에서 사용하는 로봇이 이에 해당합니다. 반면, 서비스 로봇은 일상생활을 포함한 다양한 환경에서 사람을 도와주는 로봇을 의미합니다. 그래서 전문적인 의료 분야에 사용되는 수술 로봇이나 재활 로봇도 서비스 로봇의 범주에 포함됩니다.

다만 이 책에서는, 수술 로봇이나 재활 로봇처럼 의료기기로 분류되는 로봇은 제외하고 병원 내에서 비(非)의료 업무를 수행하는 일반적인 서비스 로봇에 한정해 다루고자 합니다.

병원에서 서비스 로봇은 무슨 일을 할까?

———

병원은 영상 촬영, 혈액 검사, 내시경 검사 등 진단부터 수술, 시

---

[*]　국제표준화기구(ISO)가 제정한 로봇 및 로보틱스 용어에 관한 표준.

술, 약물 치료에 이르기까지 다양한 전문 의료행위가 이루어지는 곳입니다. 여기에 더해 입원 환자를 위한 식사 제공, 환자복 및 침구 세탁, 청소, 안전을 위한 순찰 등 기본적인 생활 유지 서비스도 필수적으로 제공되어야 합니다. 또한 이동이 어렵거나 생활 전반에 도움이 필요한 환자들을 돌보는 일까지 포함하면, 병원은 사람이 살아가는 데 필요한 거의 모든 서비스가 제공되는 곳이라고 볼 수 있습니다.

문제는 이렇게 다양한 업무가 여전히 대부분 사람의 손을 통해 이루어진다는 점입니다. 21세기에 이토록 노동집약적으로 운영되는 분야는 드물며, 병원의 효율적인 운영을 위해서는 자동화와 첨단 기술의 도입이 절실한 상황입니다. 따라서 서비스 로봇이 맡을 수 있는 업무는 매우 다양합니다.

현재 저희 병원의 서비스 로봇들은 다음과 같은 역할을 수행하고 있습니다.

- ★ **물품 배송:** 약제, 검체, 의료 장비, 문서 등 다양한 물품을 의료진에게 안전하게 전달

- ★ **길 안내:** 병원 내에서 목적지를 찾기 어려운 외래 환자들을 위해 목적지로 직접 동행 안내

- ★ **방역:** 감염 위험이 높은 병동에서 공기 및 바닥 소독 수행

- ★ **환자 지원:** 입원 환자의 침상 옆으로 찾아가 병원 생활에 대한 안내 및 예정된 검사 관련 동영상 제공

앞으로 더 발전된 기능을 가진 서비스 로봇이 더욱 다양한 분야에서 단순 반복 업무를 담당해 준다면, 의료진은 환자 한 분 한 분에게 더 많은 시간을 할애할 수 있습니다. 결과적으로 의료진은 보다 가치 있는 업무에 집중하고, 환자는 더 좋은 서비스를 받을 수 있어 모두에게 긍정적인 변화를 가져올 수 있습니다. 이는 모두에게 보다 바람직한 미래가 되리라고 생각합니다.

병원에서 로봇을 이렇게 많이 구매할까?
——

요즘은 식당에서 서빙 로봇을 흔히 볼 수 있지만 병원에서 로봇이 돌아다니는 모습을 본 경험은 그리 많지 않을 것입니다. 서빙 로봇은 인력을 구하기 어려운 식당에서 유용하게 쓰이고, 무거운 음식을 나르는 일을 보조하며 직원의 업무 부담을 줄여줍니다. 그 결과 서빙 로봇을 구매하거나 구독료를 내고 사용할 만하다는 인식이 자리 잡았습니다.

반면 병원에서는 서비스 로봇의 필요성이 점점 커지고 있음에도, 어디에 어떻게 사용하면 좋을지 아직까지 답을 찾아가는 과정에 있습니다. 이 답을 찾기 위해 병원 현장에서 실제로 서비스 로봇을 사용해 보는 실증 사업이 국책 과제로 진행되고 있으며, 저희 병원의 서비스 로봇도 이를 통해 도입된 것입니다.

2022년, 저희 병원은 산업통상부 산하 로봇산업진흥원이 주관한 '대규모 로봇 융합 실증 사업'에 선정되어, 2023년까지 2년간 로봇 실증 사업을 수행했습니다. 이를 통해 총 7종, 73대의 로봇이 병원에 도입되었습니다. 과제가 종료된 이후에도 '병원에서 로봇을 어떻게 하면 더 효과적으로 활용할 수 있을까?'에 대한 고민은 계속되었습니다.

그러던 중 2024년에는 과학기술정보통신부 산하 정보통신산업진흥원이 주관하는 'XaaS(X as a Service)' 선도 사업에 선정되었습니다. 그중 스마트 병원을 위한 로봇 서비스인 RaaS(Robot as a Service) 분야에 선정되면서, 병원 환경에 더 적합한 사용 시나리오를 개발하고 고도화할 기회를 얻게 되었습니다. 이 과정을 통해 더 많은 병원으로 로봇 서비스를 확산하는 작업을 진행하였고, 추가적인 로봇도 병원에 도입되었습니다.

이렇게 국가의 지원을 받아 로봇을 직접 사용해 볼 수 있는 소중한 경험을 할 수 있었던 만큼, 그 성과를 더 많은 분들과 나누고자 했습니다. 그동안 수많은 발표와 벤치마킹을 통해 경험을 공유해 왔지만, 두세 시간의 짧은 시간으로는 모든 설명을 담기엔 늘 부족했습니다. 그래서 끝내 전하지 못한 이야기를 담기 위해, 이렇게 책으로 정리하게 되었습니다.

로봇을 직접 사용해 보며 느낀 점은, 병원에서 서비스 로봇이 활용되어 로봇을 구매하거나 구독료를 내는 단계까지 가려면 아직은 더 많은 노력이 필요하다는 것입니다. 그러나 병원에서의 서비스 로봇 활용은 결국 피할 수 없는 미래의 방향이며, 우리가 그

해답을 빠르게 찾아간다면 국내 의료 서비스의 질 향상과 로봇 산업의 동반 성장을 함께 이룰 수 있으리라 믿습니다.

로봇 서비스
6만 건이 중요한 이유

서비스 로봇, 얼마나 많이 사용되고 있을까?

로봇 대수가 많다고는 하는데, 실제로 얼마나 많이 사용되고 있을까요? 한림대학교 성심병원은 2022년 8월부터 서비스 로봇을 본격적으로 운영하기 시작했으며, 2년 10개월 만인 2025년 5월에 누적 사용 건수 6만 건을 돌파했습니다. 현재와 같은 추세가 이어진다면, 2026년 가을에는 누적 10만 건을 넘어설 것으로 예상됩니다.

2024년 기준, 저희 병원의 서비스 로봇은 월평균 약 2,200건의 업무를 수행하고 있습니다. 이는 평일 기준으로 하루 평균 100건의 업무를 처리하는 셈입니다. '한림대학교 성심병원에서 로봇을

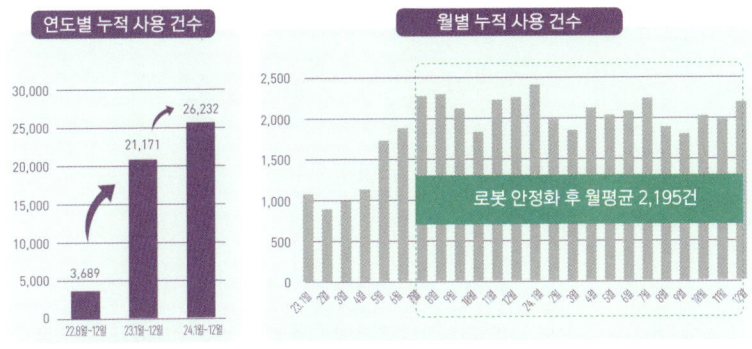

[1-2] 한림대학교 성심병원의 로봇 누적 사용 건수

많이 사용한다고 해서 직접 방문해 보니, 1층 로비에 우두커니 서 있는 로봇 두어 대만 보이더라' 하시는 분도 있었습니다. 그러나 그 종일 서 있는 로봇들은 필요할 때 환자들에게 안내하기 위해 항시 대기 중인 '안내 로봇'입니다.

실제로 로봇들이 활발하게 움직이며 일하는 모습을 가장 많이 볼 수 있는 공간은 지하 1층입니다. 2025년 초 기준으로 약제 배송 로봇 6대, 약제팀 내부 배송 로봇 1대, 환자 물품 배송 로봇 1대, 검체 배송 로봇 1대가 지하 1층을 오가고 있습니다. 복도에서 로봇들끼리 마주쳐서 서로 피해가거나, 엘리베이터를 타기 위해 줄서기를 하는 일이 하루에도 몇 번씩 발생합니다. 나머지 로봇들은 외래나 각 병동 등에 분산 배치되어 다양한 일을 하고 있습니다.

로봇 기업이나 로봇 연구자들이 저희 병원을 방문하면 "스마트 공장이 아닌 환경에서 로봇을 이렇게 많이 쓰는 것은 처음 본다"며 놀라곤 합니다.

그런데 로봇이 한 달에 2,200건의 업무를 수행하는데, 왜 하루 평균 업무는 100건일까요? 이는 저희 로봇들이 주 40시간, 평일에만 일하고 있기 때문입니다. 한 달 평균 근무일수가 21일밖에 되지 않는 겁니다. 사실 로봇의 최대 장점은 밤에도 쉬지 않고, 주말에도 불만 없이 일하며 인건비 부담이 없다는 점인데, 현재는 이러한 장점을 충분히 활용하지 못하고 있습니다.

이는 아직까지도 로봇에 문제가 생기면 저희 커맨드센터에서 대응을 하고 있기 때문입니다. 사람의 일을 줄이려고 로봇을 도입했는데, 이 로봇을 관리하기 위해 24시간 주 7일 근무할 사람을 따로 뽑을 수는 없었습니다. 하지만 2025년에는 로봇 SI(System Integration) 기업과 협업하여, 문제 발생 시 해결 방안 구축 및 병원 내부의 로봇 문제 대응 지침 마련 등을 통해 주말과 야간에도 로봇을 활용하기 위한 준비를 하고 있습니다. 이로 인해, 로봇 활용도가 높아지고 사용 건수도 크게 증가할 것으로 예상합니다. 현재 주 40시간을 일하면서도 한 달에 2,200건의 업무를 수행하는데, 주 168시간(24시간×7일)을 일하게 되면 과연 몇 건의 업무를 수행하게 될지 정말 기대됩니다.

로봇 서비스 건수를 알기 어려운 이유

전 세계적으로 '일일 평균 100건' '누적 6만 건'의 로봇 사용량이 얼마나 많은지를 객관적으로 비교하고 싶지만, 이를 직접 비교할 수 있는 공식적인 데이터가 거의 없습니다. 로봇 서비스 건수를 집계해서 공개하는 경우가 많지 않기 때문입니다. 다만, 2019년부터 미국의 여러 의료기관에서 사용되고 있는 의료기관용 모바일 로봇 '목시(Moxy)'가 2024년 11월에 누적 10만 회의 엘리베이터 탑승 기록을 세웠다는 기사가 보도된 것을 고려하면, 한 병원에서 6만 건의 로봇 서비스를 수행한 것은 상당한 규모라고 짐작할 수 있습니다.

로봇을 운용 중인 병원들이 서비스 건수를 공개하지 않는 데에는 여러 가지 이유가 있을 것입니다. 단순히 서비스 건수가 많지 않아서일 수도 있고, 혹은 서비스 건수를 정확히 집계하는 것 자체가 쉽지 않기 때문일 수도 있습니다. 특히 '서비스 1건'을 어떻게 정의할 것인가는 상당히 어려운 문제입니다.

예를 들어 저희 병원의 약제 배송 로봇이 약제팀에서 출발해 세 개 병동에 배송하고 돌아오면, 저희는 이를 '3건의 서비스'로 집계합니다. 사람이 직접 해야 한다면 병동별로 각 1명씩 총 3명이 약제팀에 다녀와야 하므로, 실제로 대체된 업무량을 산정한 방식입니다. 또한 목적지가 한 곳 더 추가되면 로봇이 엘리베이터를 타고 통제 자동문을 통과하는 등의 복잡한 작업이 추가되기 때문에 각각을 별도의 서비스 건으로 계산하는 것이 합리적이라고 판단했습니다.

반면, 외래 17개 진료과를 순회하며 문서를 수거하는 서비스는 1건으로 집계하고 있습니다. 기존 방식대로라면 각 진료과에 1명씩 총 17명이 문서를 지정 장소로 이송해야 했기에, 약제 배송처럼 17건으로 집계할지 고민했습니다. 그러나 진료과 간 이동 거리가 매우 짧고, 사람의 업무 프로세스를 변경한다면 한 명의 사람이 17개 부서를 돌면서 수거해도 크게 오래 걸리지 않았을 것으로 판단해 '서비스 1건'으로 계산하고 있습니다.

이처럼 서비스 건수를 정의하는 방식은 각 기관이 처한 상황과 업무 종류마다 다를 수 있으며, 무엇이 정답인지 명확하게 단정 짓기 어려운 문제입니다.

이렇게 서비스 1건을 정의하는 것 자체도 복잡한 과정인데, 이 정의에 따라 로봇 서비스 건수를 산정하는 일은 더욱 어렵습니다. 로봇 서비스 건수를 집계하려면 로봇의 움직임이 기록된 '로그(log)' 데이터를 분석하여 각 서비스별 정의에 따라 건수를 산출해야 합니다. 이는 단순 로그 데이터 수집이 아니라, 사전에 정해진 기준에 맞춰 데이터를 처리하고 분류하는 별도의 작업이 필요하다는 의미입니다.

따라서 '우리 병원도 로봇을 잘 활용하고 있는데……'라고 생각하더라도 로봇 서비스 정의가 명확하지 않거나, 그 정의에 따라 건수를 집계하는 체계가 마련되어 있지 않았다면 서비스 건수를 수집하고 공개하기 어려울 것입니다.

　이러한 이유로 많은 병원과 기관에서 로봇을 운영하고 있음에도 불구하고, 공식적인 로봇 서비스 건수 데이터가 공개되지 않는 것으로 보입니다.

많은 로봇 사용 건수가 중요한 이유

───

로봇을 많이 활용해 본 경험은 매우 중요하고 가치 있는 자산입니다. 로봇 활용에 대해 그만큼 많은 데이터를 축적했다는 의미이기 때문입니다. 로봇의 주행 로그, 각 단계별 소요 시간, 사용 빈도처럼 로봇 자체에서 생성되고 기록되는 정량적 데이터는 향후 AI 학습 및 다양한 시뮬레이션 등의 추가적인 기능 개발을 위해 활용될 것입니다.

　여기에 더해, 실제 로봇 운영 과정에서 발생하는 다양한 문제 상황, 문제 발생 패턴, 사용자 경험, 예기치 못한 운영 환경 변수 등은 정성적 데이터로서 매우 중요한 의미를 가집니다.

　이처럼 현장 사용에서 얻어진 로봇의 데이터는 더 나은 로봇 운영 전략을 설계하고, 시스템을 개선하는 데 결정적인 역할을 합니다. 이는 단기간에 확보하기 어려운, 정말 중요한 가치를 가지는 데이터입니다.

　로봇의 에러율이 1%만 되어도 6만 건의 업무를 수행하면 무려

600건의 오류를 경험하게 됩니다. 현재는 서비스가 어느 정도 안정화되었지만 에러율은 여전히 약 3% 수준이며, 도입 초기에는 20~30%에 달했던 경우도 흔했습니다. 그러니 그동안 얼마나 많은 문제 상황을 경험했겠습니까?

이처럼 오랜 시간 수많은 문제 상황을 겪으면서 어떤 외부 요인이 에러를 유발하는지, 문제가 발생했을 때 로봇, 사람, 공간 중 어디에 집중하여 해결해야 할지를 어느 정도 파악하게 되었습니다.

로봇을 자주, 많이 사용해 보면 실험실에서는 발견하기 어려운 문제와 정보를 현장에서 얻을 수 있습니다. 그 사례로, 저희 병원에서 로봇을 '닳도록' 사용한 경험을 소개하고자 합니다.

약제 배송 로봇을 워낙 많이 사용하다 보니 한 로봇의 충전기에서 반복적인 에러가 발생했고, 원인을 추적한 끝에 충전기 내부의 스프링이 파손된 사실을 확인했습니다. 점검 결과, 해당 로봇뿐만 아니라 다른 로봇들 역시 충전기의 같은 부품에서 유사한 문제가 발견되었습니다.

이처럼 병원 현장에서 매일같이 로봇을 활용하다 보면, 자연스럽게 연구실 수준을 뛰어넘는 '실전 내구성 테스트'가 이뤄지게 됩니다. 이 경험은 로봇 제조사에게도 중요한 피드백이 되었고, 해당 부품의 내구성을 보완할 필요성을 인식하는 계기가 되었습니다.

이 사례는 로봇 자체의 기술적 결함에 관한 내용이지만 앞으로 다룰 사람, 공간, 프로세스와 관련된 문제들은 이보다 훨씬 더 다양하고 복잡합니다. 이처럼 중요한 경험을 저희 병원만 알고 있는 데 그친다면 로봇을 새롭게 도입하는 다른 병원이나 산업 현장에서도 똑같은 시행착오를 반복하게 될 것입니다. 따라서 우리의 경험을 공유함으로써, 새롭게 로봇을 도입하는 곳에서는 조금 더 쉽게 시작하고 한 걸음 더 나아갈 수 있도록 돕고자 합니다.

병원에 로봇이
정말 필요할까?

고령화는 '미래'가 아니라 '현재진행형'이다

———

"한국의 65세 이상 인구 비율이 2025년에는 20%를 넘어 초고령 사회로 진입한다."

"한국은 세계에서 가장 빠르게 고령화가 진행되는 나라다."

이런 뉴스들을 자주 접하고 있지만, 한국 사회의 인구 구조 변화를 얼마나 실감하고 있는지는 모르겠습니다. 오늘 만난 사람들 중 20%가 65세 이상인가 생각해 보면, 그렇지 않다는 분이 더 많을지도 모릅니다. 사회활동을 활발히 하는 사람들은 고령자와 활동 시간과 공간이 겹치지 않기 때문에 고령화를 피부로 느끼기 어려울 것입니다.

하지만 저는 방사선종양학과 교수로서, 매일 암 환자를 치료하는 의사입니다. 제 주요 환자 대부분이 60세 이상이기 때문에 저에게 고령화는 매일 체감하는 현실입니다. 20년 전 처음 암 환자 치료를 시작할 무렵만 하더라도 우리나라의 평균 기대수명은 77세였고, 80세 이상의 암 환자를 치료하는 일은 드물었습니다.

이후 세월이 흘러 90대 환자를 처음으로 치료할 때는 속으로 걱정도 많이 했습니다. 의사들이 치료를 결정할 때 참고하는 기존 연구나 치료 지침은 90세 이상 환자를 대상으로 한 경우가 거의 없었기 때문입니다. 이제 90대 환자도 상당히 자주 치료하다 보니 더 이상 낯선 일이 아닙니다. 그런데 얼마 전 100세 어르신이 치료를 위해 내원하셨을 때는 머릿속이 복잡해졌습니다.

'100세 어르신께서 매일 병원에 오실 수 있을까?' 더불어 또 한 가지 걱정이 생겼습니다. '매일 어머님의 휠체어를 밀고 오시는 70대 따님은 괜찮으실까?'

이런 걱정들로, 방사선 치료는 원칙적으로 매일 해야 하는 치료임에도 "날씨가 좋지 않거나 너무 힘드신 날은 무리하지 마시고 쉬셔도 됩니다"라고 여러 차례 말씀드려야 했습니다.

이제 이런 일은 흔히 일어납니다. 88세 할머님의 손을 잡고 오시던 할아버님이 어느 날부터는 할머님의 휠체어를 밀고 오십니다. 노인이 노인을 돌보는 '노-노(老-老) 케어'는 더 이상 다가올지도 모르는 미래가 아니라 지금 우리가 살고 있는 현실입니다. 매일 고령 환자를 만나며 진료하는 의사로서, 고령자 돌봄에 대한 고민이 깊어질 수밖에 없습니다.

각각의 가정이 마주하게 될 현실
—

제가 주로 고령 환자들을 만나는 의사라서 고령화에 대한 걱정이 너무 지나친 것은 아닐까 싶어, 직업적 관점을 내려놓고 이 시대 대한민국에서 흔히 볼 수 있는 가족 형태에 속하는 제 가족의 상황을 둘러보았습니다

저의 친정어머니와 시아버님은 모두 70대 1인 가구 노인이십니다. 어머니는 손가락 관절염으로 손에 힘을 주기 어려워 새로 산 잼의 병뚜껑을 열거나 냉장고 문을 여는 일조차 쉽지 않으십니다. 손가락을 쓰지 못해 손바닥과 팔까지 사용하는 모습을 보면, 평소에도 여러 불편함 속에서 생활하고 계시다는 것을 실감합니다. 가끔 어머니 댁에 가면, 제가 해결해 드려야 할 작은 문제들이 기다리고 있습니다. 어머니께서는 제가 올 때까지 그 불편함을 참고 지내셨을 테지요.

시아버님은 10여 년 전 등산 중에 크게 넘어지시면서 척추뼈 여러 개가 골절되는 사고를 겪으셨습니다. 오랜 입원 치료 끝에 퇴원하셨지만, 한동안 발톱을 깎거나 양말을 신는 일조차 힘들어하셨습니다. 허리 통증이 있거나 고관절 수술을 받으신 분들에게는 익숙한 이야기일 겁니다.

잼 병뚜껑을 열지 못하거나 수일간 발톱을 깎지 못하는 건 불편하지만, 두 분 다 스스로 일상생활을 하실 수 있는 건강한 노인이십니다. 문제는 '언제까지 이렇게 건강한 노인으로 지내실 수 있는가'입니다.

세계보건기구(WHO)에 따르면 건강수명(Healthy Life Expectancy)이란 "질병이나 부상으로 인한 건강 문제 없이, 기능적 자립을 유지하며 살 수 있는 평균 기간"을 의미합니다. 이는 단순히 태어난 후 평균적으로 얼마나 오래 사는가 하는 전체 생존 기간을 의미하는 '평균 기대수명'과는 차이가 있습니다. 일반적으로 건강수명은 평균 기대수명보다 짧을 수밖에 없으며, 고령화 사회에서는 이 두 개의 격차가 커질수록 의료비 및 돌봄 부담이 증가하게 됩니다. 따라서 단순한 수명 연장이 아니라 '건강한' 수명을 연장해서 삶의 질을 높이는 것이 사회적으로도 매우 중요합니다.

정부 공식 누리집 〈지표누리〉에 따르면, 2022년 기준 한국인의 평균 기대수명은 82.7세, 건강수명은 65.8세였습니다. WHO의 건강수명은 대한민국 정부의 정의 및 산출 방법과는 다소 차이가 있으며, 2021~2023년 기준 대한민국의 건강 수명을 약 72.5세로 보고 있습니다. 즉 평균 기대수명과 건강수명 사이에는 최소 10년 이상의 격차가 존재하며, 이는 건강하지 못한 상태에서 생활하는 시기가 됩니다. 이 건강하지 못한 기간 동안 누가, 어떻게 고령층을 돌볼 것인가는 각 가정이 해결해야 할 큰 문제입니다. 급속한 인구 구조 변화로 인해 우리 부모님 세대, 우리 세대, 그리고 우리

자녀 세대가 마주할 돌봄의 방식과 해법은 매우 달라질 수밖에 없습니다.

97세이신 저희 할머니는 시골에서 홀로 생활하시는 1인 가구 노인이십니다. 요양보호사의 도움을 일정 부분 받으시지만 기본적으로는 혼자 생활하십니다. 다행히 일곱 자녀가 비용을 분담하고, 순서를 정해 찾아뵈면서 돌봄이 가능했습니다. 저희 어머니는 자녀가 셋이니, 어머니 건강에 문제가 생긴다면 세 명이 역할을 나누어 대처하게 될 것입니다.

하지만 저는 자녀가 하나뿐입니다. 출산율이 1.0명에도 못 미치는 오늘날의 한국 사회에서 이 정도면 자녀가 많은 편이라고 볼 수 있습니다. 그러나 제 아이가 성인이 되면, 노인이 된 부모 두 명을 혼자서 돌봐야 하는 상황이 됩니다. 1인당 돌봐야 할 가족 중 노인의 수를 기준으로 생각할 때, 겨우 두 세대 차이일 뿐인데 저희 어머니 세대에 비해 제 아이가 감당해야 할 돌봄 부담은 7배 가까이 늘어났습니다. 제가 노인이 되는 먼 미래까지 가지 않더라도, 지금도 부모님이 입원하시면 제가 보호자로 직접 돌봐드릴 수가 없습니다. 저도 일을 해야 하니까요.

이런 가족 구성은 대한민국의 평균적인 상황입니다. 실제로 가족 중 누군가 입원하게 되면, 병원비보다 간병비가 더 부담되는 상황이 종종 발생합니다. 이러한 사회적 변화를 반영하고 병원 내 감염 관리를 더 안전하게 하고자 간호·간병 통합 서비스 병동 제도가 도입되었습니다. 이 병동에서는 보호자 없이 환자만 입원하면, 간호와 간병을 모두 제공해 줍니다. 저 역시 가족이 입원해야 하는 상황이 되면 간호·간병 통합 서비스 병동을 우선적으로 고려하게 됩니다. 일반 병동보다 더 많은 간호사, 간호조무사, 보조 인력이 배치되어 있어 간병인 없이도 환자를 돌봐주기 때문입니다. 이로써 모든 문제가 해결된다면 얼마나 좋았을까요.

내가 80세가 되었을 때, 누가 나를 돌봐줄 것인가?

간호·간병 통합 서비스는 매우 훌륭한 제도이지만, 지금과 같은 운영 방식으로는 제가 80세가 될 때까지 지속되기 어려울 것 같습니다. 간호·간병 통합 서비스를 유지하려면 더 많은 간호사, 간호조무사, 보조 인력이 필요합니다. 그러나 대한민국에서 일할 젊은 인구는 눈에 띄게 감소하고 있습니다.

게다가 병원에서는 야간이나 주말에도 일을 해야 합니다. 육체적으로 힘들 뿐만 아니라 다른 사람들이 기피하는 일을 해야 하고, 정신적인 스트레스까지 감당해야 합니다. 지금도 야간이나 주말 근무 인력을 구하기 쉽지 않은데, 30년 뒤를 생각하니 답이 나오지 않습니다. 출산율이 0.7명 대인데, 이렇게 적은 수의 아이들 가운데 과연 몇 명이나 야간 돌봄 업무를 자원할 수 있을까요?

결국, 더 적은 인력으로도 효율적으로 양질의 돌봄을 제공할 수 있는 방법을 찾는 일이 시급합니다. 돌봄을 위해, 어떤 영역에 기

요양보호사			
순위	업무	빈도(%)	이유
1	목욕 지원	70.6	육체적 부담
2	휠체어 지원	51.0	육체적 부담
3	청소하기	50.3	육체적 부담
4	옷 갈아입히기	32.0	육체적 부담
5	욕창 예방 라운딩	29.4	육체적 부담
6	프로그램 지원	28.1	육체적 부담
7	기저귀 사용 지원	26.8	육체적 부담
8	화장실 사용 지원	23.5	육체적 부담
9	구강 위생	21.6	심리적 스트레스
10	침상 관리	19.6	육체적 부담

간호(조무)사			
순위	업무	빈도(%)	이유
1	보호자 상담	83.0	심리적 스트레스
2	응급 조치	72.0	심리적 스트레스
3	이상행동 관찰	36.2	과도한 시간 소요
4	감염 관리	34.0	육체적 부담
5	외부 진료 지원	29.8	과도한 시간 소요
6	욕창 관리 라운딩	27.7	과도한 시간 소요
7	수면 관리	27.7	심리적 스트레스
8	혈압, 체온 등 체크	25.5	과도한 시간 소요
9	전산 입력	25.5	과도한 시간 소요
10	초기 사정	25.5	과도한 시간 소요

출처: 서울디지털재단, '서울형 스마트 노인요양시설 표준모델 마련', 2023

[1-3] 노인요양시설 돌봄 종사자의 돌봄 업무 및 업무의 어려움

술적 지원이 필요한지를 살펴보기 위해, 2023년 서울디지털재단에서 발간한 〈서울형 스마트 노인요양시설 표준모델 마련〉 연구 결과를 살펴보겠습니다.

실제 노인요양시설의 돌봄 종사자를 대상으로 한 심층 인터뷰에 따르면 환자의 식사, 이동, 위생을 직접 담당하는 요양보호사들은 업무에서 가장 큰 어려움으로 '육체적 부담'을 꼽았습니다.

한편, 환자의 상태를 확인하고 조치해야 하는 간호사와 간호조무사들은 심리적 스트레스와 함께, 관찰과 상태 파악에 과도한 시간이 소요된다는 점을 힘든 이유로 들었습니다.

이처럼 돌봄 업무에서 힘든 요소들을 살펴보면, 대부분 '물리적인 도움'이 필요한 작업이 많다는 공통점이 있습니다. 실제로 연구에서도 노인요양시설의 디지털 전환을 위해 다양한 기술이 제안되었는데, 그중에는 이승 보조 로봇, 근력 보조 로봇, 청소·방역 로봇, 감정 소통 로봇 등이 포함되어 있습니다.

물론, 로봇이 모든 돌봄을 완전히 대신할 수 있는 날은 아직 멀었습니다. 그러나 육체적으로 가장 힘든 일부 업무만이라도 로봇이 분담할 수 있다면, 미래 돌봄의 지속 가능성에 크게 기여할 수 있을 것입니다. 그리고 병원이 의료뿐만 아니라 돌봄까지 책임져야 하는 지금과 같은 현실을 고려할 때, 바로 이것이 저희가 의료 현장에서 로봇을 실제로 사용하기 시작한 중요한 동기입니다.

로봇의 도움이 절실한
다양한 수요처들

로봇이 필요한 병원들

병원에서 일하는 의사가 로봇에 대해 고민한다는 것이 상당히 특이해 보일지도 모르겠습니다. 그러나 실제로는 저뿐만 아니라 의료계 전반에서 로봇에 대한 관심이 매우 높습니다. 고령화가 빠르게 진행되고 있는 대부분의 국가에서 이미 의료계 전 직종이 심각한 인력난을 겪고 있으며, 이에 따라 AI, 사물인터넷, 로봇 등 다양한 기술을 활용해 업무 효율을 높이려는 시도가 활발히 이루어지고 있습니다.

로봇산업진흥원에서 진행하는 수많은 로봇 실증 사업의 수요처를 살펴보면, 절반 가까이가 병원입니다. 언론 보도와 개인적으로 얻은 정보를 종합해 보면, 2025년 초 기준 서비스 로봇을 사용해 본 국내 병원은 34곳에 이릅니다. 제가 알지 못하는 병원들까지 고려하면, 로봇을 이미 활용 중이거나 도입을 준비 중인 병원이 훨씬 더 많을 것으로 예상됩니다.

저희 병원에서는 병원 맞춤형으로 설계되지 않은 상용화된 로봇을 잘 활용해 보는 데 집중해 왔지만, 병원의 특수한 환경과 요구를 반영한 '맞춤형 로봇'을 만들어가려는 움직임도 상당히 활발합니다.

국내에서 시도된 예로, 의사 회진 시 의료진을 따라다니며 환자 침상 옆에서 검사 결과나 영상 자료를 보여주는 '회진 지원 로봇', 수혈용 혈액을 냉장 상태로 온도를 유지하며 이송하는 '특수 이송 로봇', '자율주행 로봇'이 부착된 휠체어, 의료 폐기물 수거 로봇, 감염병 등으로 격리된 환자를 돕기 위한 다양한 특수 로봇 등이 있습니다. 이 외에도 환자의 식사 보조, 침대-휠체어 간 이동, 목욕, 배설 등을 보조하기 위한 로봇의 개발도 진행되고 있습니다.

해외 사례로 시야를 넓혀 보면, 병상 자체를 자율주행으로 이송하는 로봇, 환자에게 정서적 지지를 제공하는 로봇, 혈액 검사 검체나 병리 검사 조직을 자동으로 자동 분류하는 로봇, 코로나 검사를 위해 면봉을 코 안에 넣어 검체를 채취하거나 혈액 검사를 하는 로봇 등도 개발되고 있습니다.

아직까지는 기술적인 한계나 높은 가격 등의 이유로 이렇게 다양한 로봇이 현장에서 널리 활용되지는 못하고 있습니다. 그렇지만 전 세계의 많은 병원이 로봇을 필요로 하고, 실제로 도입하기 위해 지속적인 연구와 실증을 거듭하고 있기에 머지않아 우리는 더 다양한 로봇이 병원 곳곳에서 활약하는 모습을 보게 될 것입니다.

로봇이 필요한 다양한 수요처들

로봇에 관심을 가지고 관련된 일을 하다 보니 병원뿐만 아니라 로봇을 필요로 하는 다양한 산업군을 만나게 되었습니다. 예를 들어 호텔과 같은 숙박업계는 병원과 마찬가지로 24시간, 주말에도 운영되기 때문에 야간이나 주말 근무 인력을 구하기 어려운 분야로, 로봇을 필요로 하는 산업 중 하나입니다. 이미 수년 전부터 룸서비스를 앱으로 주문하면 로봇이 객실까지 배달하는 호텔들이 있었습니다. 어떻게 하면 호텔 이용 고객에게 만족스러운 경험을 제공하면서도, 로봇을 잘 활용할 수 있을지에 대해 많은 고민을 하는 산업 분야입니다.

공항, 회사 건물, 공장 등에서 넓은 공간 청소나 야간 순찰에 대한 수요도 증가하고 있습니다. 또한 사무실이나 공용 주택으로 택배나 식음료를 배달하는 서비스에도 로봇을 활용하고자 하는 수요가 증가하고 있습니다.

인천공항에서는 일반 구역에서 안내 로봇이 방문객을 맞이하고, 탑승 구역에서는 식음료 배송 로봇, 청소 로봇, 무거운 가방을 탑승 게이트까지 운반해 주는 로봇 등을 찾아볼 수 있습니다. 송도와 역삼동에서는 배달 주문 앱으로 주문한 식음료를 로봇이 배송하는 실증 사업이 진행되기도 했습니다. 이 외에도 커피를 만드는 바리스타 로봇, 치킨을 튀기는 로봇, 급식처럼 대규모 조리가 필요한 현장에서 사용되는 조리 로봇에 대한 수요도 꽤 높습니다.

이처럼 로봇을 절실하게 필요로 하는 분야에는 공통점이 있습니다. 현재 해당 업무를 하는 사람들의 연령대가 높거나, 사람들이 하고 싶어 하지 않는 업무 등 사람을 구하기 어려운 환경에서 반복적이고 단순한 업무를 하는 분야입니다. 결국 사람이 하기 싫어하는 일 가운데 로봇이 할 수 있는 일은 점차 로봇이 담당하게 될 것입니다.

아직은 '돈을 주고 사서 쓸 만한 로봇' 하면 가정용 청소 로봇이나 식당의 서빙 로봇 정도만 떠오릅니다. 그러나 로봇 기술이 발전하고 있고 로봇 가격은 더 낮아질 것으로 기대되는 반면, 인건비는 계속 상승하고 있으니 앞으로 우리가 살아갈 세상은 자연스럽게 서비스 로봇이 함께하는 사회가 될 것입니다.

수요처마다, 로봇에게 바라는 바는 다르다

이렇게 병원뿐만 아니라 다양한 수요처가 로봇을 필요로 하는데, 각 산업 분야별로 로봇에게 기대하는 바는 상당히 다를 수 있습니다. 예를 들어, 식음료를 배송하는 로봇의 핵심 과제는 '어떻게 하면 음식이 식기 전에 빠르게 배송할 수 있을까'입니다. 물론 안전확보는 기본 전제이지만, 가능한 한 빠른 속도가 요구됩니다.

그런데 병원에서 물품을 배송하는 로봇에게는 속도보다는 안전이, 그리고 환자의 불편을 최소화하는 것이 다른 수요처보다 몇 배나 더 중요해집니다. 병원 내에는 휠체어나 침대로 이동하는 환자, 거동이 불편하거나 신체적으로 취약한 환자들이 많기 때문에 무엇보다 '천천히, 안전하게' 움직여야 합니다.

비유하자면, 식음료 배송이 고속도로 운행이고 병원 내 배송은 어린이 보호구역(스쿨존) 주행처럼 안전을 최우선으로 고려해야 하는 환경입니다. 결국 이러한 차이로 인해, 로봇이 갖춰야 할 하드웨어나 소프트웨어의 사양도 산업별로 달라질 수밖에 없습니다.

아직은 서비스 로봇 시장이 초기 단계이기 때문에 산업별 요구를 충분히 반영한 기술 개발이나 맞춤 설계는 부족한 것이 현실입니다. 하지만 머지않은 미래에는, 외형은 비슷하지만 각기 다른 기능과 성격을 지닌 로봇들이 다양한 공간에서 활약하는 모습을 곳곳에서 만나볼 수 있기를 기대합니다.

제2장

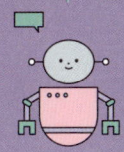

지금 로봇은 어디까지 왔을까?

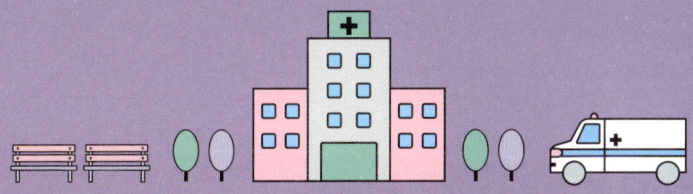

현재 서비스 로봇의
수준

'로봇'은 무엇일까?

2022년 8월, 저는 처음으로 병원에서 로봇을 사용해 보았습니다. 어떤 로봇을 활용할 것인지 검토하는 과정에서, 문득 내가 '로봇'에 대해 정확히 이해하지 못하고 있었다는 사실을 알게 되었습니다. 자동차 공장에서 자동차를 조립하는 거대한 기계 팔, 영화에서 보았던 어색하게 걸어 다니는 로봇이나 사람과 구별이 어려울 정도인 안드로이드, 그리고 가정에서 흔히 사용하는 청소 로봇까지. 이처럼 외형도 기능도 다른 것들이 모두 '로봇'이 맞는 것인지 혼란스러웠습니다.

국제표준 ISO 8373에서는 로봇을 다음과 같이 정의합니다.

"An actuated mechanism programmable in two or more axes with a degree of autonomy, moving within its environment, to perform intended tasks."

한국어로는 "2축 이상의 동작이 가능하도록 프로그래밍되고 일정 수준의 자율성을 지닌 구동 장치로서 환경 안에서 움직이며 주어진 작업을 수행하는 것"으로 해석됩니다. 하지만 로봇 전문가가 아닌 저로서는 한국어로 된 정의도 이해하기가 상당히 어려웠습니다.

결국 핵심은 이것입니다.

① 환경을 인식하고 ② 스스로 판단하여 ③ 직접 움직이는 것.

사람으로 치면 '느끼고-생각하고-행동하는' 기계라고 할 수 있겠지요.

이 정의에 따르면 청소 로봇, 산업용 로봇, 안드로이드까지 모두 '로봇'에 포함됩니다. 이처럼 '로봇'이라는 단어는 매우 넓은 범위를 포괄하기 때문에 사람마다 떠올리는 모습과 기대치가 다를 수밖에 없습니다.

어떤 이들은 사람처럼 생긴, 어쩌면 인간보다 더 뛰어난 신체 능력과 계산 능력을 가진 로봇이 우리의 모든 문제를 해결해 줄 것으로 기대했는데, 막상 납작한 가정용 청소 로봇이 집 안을 돌아다니다가 소파 밑에 끼어 멈춰 있는 모습을 보면 실망감이 클 수밖에 없습니다. 이렇게 비현실적인 기대감이 현실과 충돌할 때 로봇에 대한 흥미를 잃거나 아예 거부감을 가지게 될 수도 있습니다. 그렇기에 지금 이 시점에서, 현재 로봇이 어느 수준까지 와 있는지를 정확히 이해하고 접근해야겠습니다.

2025년 초를 기준으로, 합리적인 가격에 상용화된 서비스 로봇에 대한 직접적인 경험 및 간접적인 정보를 바탕으로 '현재 서비스 로봇의 수준'에 대해 말씀드리고자 합니다. 다만, 제 경험은 일부 사례에 한정되어 있고 비전문적인 의견이 포함될 수 있음을 미리 밝힙니다. 또한 로봇 기술의 발전 속도가 매우 빠르기 때문에 시간이 흐르면 이 내용이 더 이상 현실과 부합하지 않을 수도 있다는 점을 덧붙입니다.

로봇은 얼마큼 '똑똑한가'

로봇을 연구하고 개발하는 로봇 공학자나 제조사의 입장에서는 "단순해 보여도 얼마나 복잡한 기술이 들어갔는데……. 우리 로봇, 정말 똑똑한데!" 하고 억울해할지도 모릅니다. 그러나 로봇의 기술적 원리를 전혀 모르는 사용자 입장에서 보면, 현재 상용화된 서비스 로봇은 그다지 '똑똑하다'고 느껴지지 않습니다. 어쩌면 챗 GPT와 같은 대규모 언어모델(Large Language Model, LLM)[*]의 발전으로 인해 인공지능에 대한 기대 수준이 지나치게 높아졌기 때문일지도 모릅니다. 예전에는 "애플"의 '시리(Siri)'나 "삼성"의 '빅스비(Bixby)'와 같은 가상 비서(Virtual Assistant)가 신기하고 기특하게 느껴졌지만, 요즘은 조금만 복잡한 질문을 던져도 말귀를 잘 못 알아들어 답답하게 느껴질 때가 많습니다.

마찬가지로 미리 정해진 명령어로만 작동하거나, 터치스크린을 조작해야만 하거나, PC에서 명령을 내려야 움직이는 로봇이 사용자 입장에서 '매우 편리하다' '엄청 똑똑하다'라고 느껴지지는 않습니다. 로봇이 융통성 없이 시킨 일만 수행하고, 일을 시킬 때도 사람이 편한 방식이 아닌 로봇에게 편리한 방식을 사람이 익혀야만 한다는 느낌입니다.

집에서 로봇 청소기를 사용하는 분들도 "우리 로봇 청소기가 바닥 재질을 인식하고, 높이도 조절하며, 턱도 잘 넘고 훌륭하네!"라고 감탄하기보다 "아이고, 저 멍청이가 또 저기 가서 걸렸네"라는 생각을 하시는 경우가 더 많으실 것 같습니다.

그런데 이런 느낌이 얼마나 주관적인지 깨닫게 되는 순간도 있습니다. 병원에서 처음 로봇을 접하신 어르신들은 로봇이 단순히 움직이며 안내 방송만 해도 "아이고, 일하고 있니? 기특하다, 참

---

*   방대한 양의 텍스트 데이터를 학습하여, 사람과 유사하게 자연어를 이해하고 생성하는 인공지능 모델.

똑똑하구나" 하고 칭찬해 주십니다.

결국, 사용자의 기대 수준에 따라 로봇이 '똑똑하다'고 느껴지는 정도는 달라질 수밖에 없습니다. 그렇지만 아무래도 로봇 전문가가 아닌 일반 사용자 입장에서는 명령을 내리기 쉬워야, 로봇이 말귀를 잘 알아듣고 똑똑하다는 느낌을 받게 됩니다.

최근에는 대규모 언어모델(LLM)은 물론, 시각-언어 모델(Visual-Language Model, VLM)** 을 로봇에 연계하는 연구도 활발히 진행 중입니다. 이러한 기술이 상용화되면, 지금보다 더 똑똑하게 느껴지는 로봇들이 더 많이 나오리라 기대합니다.

자율주행 로봇은 얼마나 잘 돌아다니는가
———

'자율주행'이란 말은 사람이 많이 있어도, 복도 구석에 상자가 쌓여 있어도, 로봇이 장애물을 스스로 피해서 목적지까지 이동할 수 있어야 한다는 의미입니다. 하지만 아직은 자율주행 로봇이 '제대로' 자율주행을 하지 못해, 직접 사용해 보면 속이 터지는 경험을 하게 될 수 있습니다.

출퇴근 시간대 지하철 환승 통로를 떠올려 보면 사람들은 단순

** 그림이나 영상 등의 이미지 정보와 언어 정보를 함께 이해하고 처리하는 것.

히 눈에 보이는 장애물뿐만 아니라 몸에 살짝 닿는 사람도 인지하고, 주변 사람들의 움직임을 예측하여 속도를 조절하거나 필요하면 몸을 옆으로 비틀어 좁은 공간도 통과합니다. 이처럼 인간의 자율주행 능력이 워낙 뛰어나다 보니 로봇의 어색한 주행은 로봇을 처음 접하는 이들에게 더 답답하게 느껴질 수 있습니다.

10종의 자율주행 로봇을 실제로 사용해 본 결과, 로봇 제조사에 따라 자율주행 성능의 차이가 아주 컸습니다. 라이다(Light Detection And Ranging, LiDAR)*, 초음파, 적외선 센서, 카메라, GPS, 터치 센서 등 다양한 센서가 장착될 수 있으며, 어떤 센서를 몇 개, 어디에 장착하느냐에 따라 주행 성능이 달라집니다. 고성능 센서를 많이 장착하면 주행에 유리할 수도 있겠지만 그만큼 가격이 비싸지는 문제가 있습니다. 또한 센서 자체의 성능뿐만 아니라, 센서가 수집한 데이터를 얼마나 효과적으로 종합해 주행 전략을 세우느냐에 따라 사용자 체감 성능은 크게 달라집니다.

예를 들어 어떤 로봇은 빠르게 움직이다가도 사람이 가까이 오면 부드럽게 속도를 줄여 자연스럽게 피하지만, 어떤 로봇은 눈앞까지 전속력으로 달려와 급정거하는 느낌이라 부딪힐 것만 같은 불안감을 줍니다. 장애물을 만났을 때 우왕좌왕하거나 덜컥거리며 움직여 불편함을 주는 경우도 있습니다. 같은 모델의 로봇

---

* 레이저 광선을 이용해 물체까지의 거리와 주변 환경을 측정하는 기술.

이라도 안전을 중시해서 물체가 조금만 가까워져도 멈추도록 설정하면 지나치게 느리게 움직여 답답하다는 불만이 나오고, 반대로 센서 감도를 낮추면 충돌 등의 안전 문제가 걱정됩니다.

결국, 로봇의 자율주행 수준에 따라 실제 로봇이 업무를 수행할 수 있는 공간이 달라집니다. 예를 들어 병원 내 다인실은 여러 명의 환자가 함께 사용하는 공간이다 보니 자리마다 커튼이 있는데, 일부 로봇은 이 커튼을 마치 없던 벽이 생겨난 것처럼 잘못 인식해 병실에 제대로 진입하지 못합니다.

이 외에도, 자율주행 로봇은 여러 한계를 드러냅니다. 자연광이 너무 강하게 들어오는 곳, 유리 문이나 유리 벽이 많은 곳, 반사가 심한 벽면을 마주할 때 주행에 영향을 받을 수 있습니다. 로봇에 따라서는 정확한 주행을 위해 천장이나 벽에 QR 코드를 부착해야 하는 경우도 있고, 통신 불안정 등의 이유로 길을 잃어버리는 문제도 종종 발생합니다.

현 시점에서 서비스 로봇을 도입한다면, 앞서 언급한 문제들 중 하나 이상을 경험하게 될 가능성이 높습니다. 따라서 로봇을 도입할 때에는 실사용 환경을 충분히 고려해 신중하게 선택하고, 로봇이 안정적으로 주행할 수 있는 동선을 중심으로 사용 시나리오를 설계할 필요가 있습니다.

비싼 로봇이, 문도 못 열고 들어간다니!

———

저희 병원에서는 '가격이 적당한, 상용화된 서비스 로봇' 위주로 사용해 오다 보니, 대부분의 로봇에 '팔'이 달려 있지 않습니다. 손이 없으니 로봇이 엘리베이터 버튼을 직접 누르거나, 통제 구역 자동문에 바코드를 가져다 대는 동작은 할 수 없습니다. 대신, 엘리베이터나 자동문 관리 시스템과 정보를 주고받는 방식으로 문을 통과합니다. 마치 아파트 차량 출입구나 공동 현관에서 인터폰이 울릴 때, 집 안에서 '문 열림' 버튼을 눌러주면 멀리 있는 차량 차단기나 1층 자동문이 열리는 것과 비슷한 원리입니다.

그런데 손잡이를 돌려서 밀거나 당겨야 하는 일반적인 여닫이 문의 경우, 팔이 없는 로봇이 이를 열고 들어갈 방법이 없습니다. 의외로 문 손잡이를 돌리고 밀어 여닫는 동작에는 상당히 복잡한 구조의 로봇 팔이 필요한데, 이런 복잡한 구조의 로봇 팔은 매우 비싼 가격을 의미하므로 가격 대비 성능이 낮아지는 데다, 문은 열 수 있지만 정작 우리가 원하는 청소나 배달 기능은 수행하지 못하는 로봇일 가능성이 큽니다. 그러니 로봇이 꼭 들어가야 하는 장소에 여닫이문이 있다면 로봇을 바꾸기보다 문을 뜯어내는 것이 훨씬 경제적입니다. 실제로 저희 병원의 약제팀 문도 기존의 여닫이문을 철거하고, 출입 통제가 가능한 자동문으로 교체했습니다.

다른 병원으로 현장 진단을 나가서 "이 문은 자동문으로 바꾸

서야겠네요"라고 말씀드리면 처음엔 대부분 당황하시지만, 결국 로봇과 함께 살아가려면 필요한 변화임을 이해합니다.

결국, 당장 사용 가능한 현재의 서비스 로봇 수준은?

———

현재, 상용화된 적당한 가격의 로봇은 대략 7세 어린이 수준이라고 생각하면 가장 적당할 것 같습니다. 기본적인 대화는 가능하고 시킨 일의 열에 아홉 정도는 제법 잘 해내지만, 한 번씩 어이없는 실수를 해서 완전히 믿고 맡기기엔 다소 미흡합니다. 그래서 '차라리 내가 직접 하고 말지' 하다가도, 정말 바쁠 때는 '그래도 이 정도면 기특하고 고맙네'라는 생각이 들게 하는 존재가 바로 지금의 서비스 로봇입니다.

아마 머지않은 미래에는 7세가 아니라 15세 청소년 내지, 어른처럼 일 잘하는 로봇이 등장하게 될 것입니다. 그렇게 되면 지금보다 훨씬 더 신뢰하고 다양한 업무를 맡길 수 있겠지요. 하지만 그때까지는 현재 수준의 로봇에, 사람이 적응하며 살아야 할 것 같습니다.

로봇 도입 전에
하게 되는 걱정

우리는 로봇에 유난히 더 엄격한 것은 아닐까

로봇에 대한 우리의 태도는 참 양가적입니다. 많은 한국인이 로봇을 신기하고 귀엽게 여기며, 괜히 정이 간다고 느낍니다. 그런데 이 귀여운 로봇이 나와 함께 '일'을 해야 하는 상황이 닥치면 왠지 모르게 꺼려지거나, 이런저런 걱정이 앞서는 경우가 많습니다. 특히 병원은 환자의 안전이 최우선인 공간입니다. 작은 실수도 용납되지 않기 때문에 보수적인 사고방식으로 접근하는 것이 당연한 환경입니다. 그래서 '하필 우리 부서에 로봇이 도입된다'는 상황이 되면, 혹시라도 문제가 생기지 않을까 하는 걱정이 커지는 것도 무리는 아닙니다.

로봇 도입 시 발생할 수 있는 다양한 문제를 미리 고민하고 준비하는 일은 시행착오를 줄이고, 로봇을 효과적으로 활용하기 위해 매우 중요합니다. 하지만 때로는 사람이 하면 허용되는 일이, 로봇이 하면 유난히 더 엄격한 기준을 요구받는 경우도 있습니다. 로봇 도입을 앞두고 떠오르는 걱정들이 있다면, 그 우려가 정말 합리적인지 다시 한번 생각해 볼 필요가 있습니다.

이제 실제 사례들을 통해 로봇 도입 전 어떤 고민이 있었는지, 그중 무엇이 철저한 사전 준비였고 무엇이 과도한 걱정이었는지를 함께 살펴보겠습니다. 그리고 그에 대한 해결 방안을 찾아가는 과정을 통해 각자의 고민에 대한 실마리를 발견하시길 바랍니다.

쏟아지면, 깨지면?
—

병원에서 로봇으로 배송하려는 물품 중에는 액체가 담긴 경우가 많습니다. 예를 들어 피 검사 검체는 유리 용기에 담겨 있고, 주사제는 유리 바이알에 포장되어 있으며, 조직 검사 검체는 포름알데히드 용액이 담긴 밀폐 용기에 담겨 있습니다. 이러한 물품을 로봇으로 이송한다고 하면, 많은 분들이 걱정스레 묻습니다.
"쏟아지면 어떡해요?", "깨지면 어떻게 하죠?"

그런데 가만히 생각해 보면, 사람이 운반한다고 해서 쏟아지거나 깨질 위험이 없는 건 아닙니다. 병원에서 액체가 담긴 물품을 사람이 이송할 때는 보통 두 가지 방법을 사용합니다.

첫째, 전용 이송 가방에 담아 손으로 들고 이동하는 방식입니다. 피크닉 바구니처럼 들고 가는 형태라 흔들림이 생길 수밖에 없습니다. 이를 감안해 대부분의 액체 물품은 밀폐 용기에 담지만 이동 중 흔들림으로 인해 파손 위험은 여전히 존재합니다.

둘째, 카트를 이용한 운반 방식입니다. 바퀴 달린 카트에 물품을 싣고 사람이 밀어 이동하는 방법이지요. 그런데 사람이 직접 미는 카트와 로봇을 비교해 보면, 내용물의 파손 위험은 오히려 로봇이 더 낮을 수 있습니다. 사람은 운전 미숙으로 카트를 밀다 벽에 '쿵' 부딪히는 경우가 흔하지만, 로봇은 가속과 감속이 일정하고 부드러워 벽에 충돌할 위험이 적어 더욱 안전하게 이송할 수 있습니다.

이처럼 로봇 이송이 사람보다 특별히 위험하지 않음에도, 많은 분들이 여전히 걱정합니다.

"로봇 서랍 안에서 물품이 막 굴러다니다 깨지면 어떡하죠?"

"액체가 새면 어떻게 하나요?"

그러나 이런 우려가 "그래서 로봇은 못 쓰겠다"라는 결론으로 이어진다면, 해결책을 찾기도 전에 가능성을 닫아버리는 셈입니다.

우리가 던져야 할 질문은 이것입니다.

"그럼, 어떻게 하면 더 안전하게 로봇을 사용할 수 있을까?"

예를 들어 주사제가 서랍 안에서 굴러다닐까 걱정된다면, 작은 봉투에 넣어 보관하거나 충격 흡수재가 들어간 작은 박스를 활용

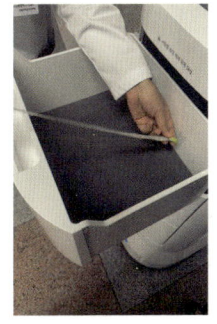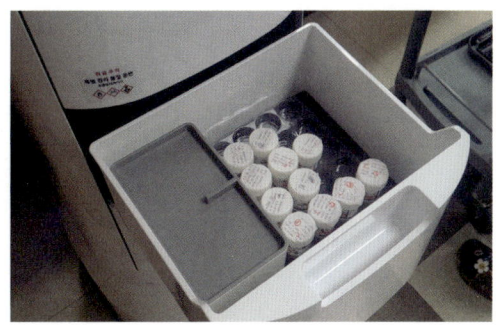

[2-1] 로봇 서랍 내부 크기에 맞게 정렬한 예

할 수 있습니다. 또 검체가 한꺼번에 쏟아질까 걱정된다면, 서랍 전용 정리함을 설치해 차곡차곡 정리해 넣으면 됩니다.

실제로 저희 커맨드센터에서는 로봇 서랍의 내부 크기를 정확히 측정한 뒤 딱 맞는 보관함을 온라인으로 주문해 사용하고 있습니다. 또 검체 통이 흔들리지 않도록 기존 포장재에서 몰드를 잘라 서랍 안에 넣는 식으로 보완하고 있습니다.

이처럼 해결책은 복잡한 기술을 요구하지 않으며, 누구나 쉽게 찾고 적용할 수 있는 수준입니다.

로봇이 부서지면?

저희 병원에서는 2024년 4월부터 실외 배송 로봇 한 대를 운영하고 있습니다. 이 로봇은 병원 본관과 별관 사이를 오가며 서류를 운반하는데, 이동 경로에는 횡단보도 두 곳이 포함된 실외 도로가 있습니다. 앞으로는 검체나 의료 물품도 실외 배송 로봇으로 옮기는 방안을 논의하는 중에 "검체를 나르다 로봇이 차에 치이면, 검체가 훼손되지 않을까요?"라는 우려가 제기되었습니다.

그럴듯해 보이는 걱정이지만 실제로 얼마나 합리적인 우려인지 따져보려면, 지금 우리가 검체를 어떻게 이송하고 있는지 먼저 살펴볼 필요가 있습니다. 현재 본관과 별관 사이의 검체 운반은 사람이 도보로 이동하며 수행하고 있습니다. 또 대부분의 병원에서는 일부 검체를 외부 검사 업체에 차량으로 위탁 배송하고 있습니다. 즉, 지금도 사람이나 차량이 검체를 옮기다가 사고가 날 가능성은 항상 존재한다는 뜻입니다.

물론 "로봇은 아직 사람만큼 신뢰하기 어렵고, 보행자나 차량보다 사고 확률이 높은 건 아닐까?" 하는 우려는 여전히 있을 수 있습니다.

실외 배송 로봇이 보행자나 자동차보다 교통사고 위험이 더 높은지를 판단하려면, 더 많은 실제 사용 데이터가 필요합니다. 실제로 국내에서는 무단횡단 중이던 보행자를 따라가던 로봇이 차량에 충돌한 사례가 보도된 적도 있습니다.

저희 병원에서도 로봇이 차에 스치며 뺑소니 피해를 입은 일이 있었습니다. 당시 로봇은 정상적으로 횡단보도를 건너고 있었지만, 뒤늦게 우회전해 진입한 차량이 로봇을 스치며 지나가 로봇이 휘청거렸습니다. 다행히 파손은 없었지만, 더 안전한 주행을 위한 대비가 필요하다는 사실을 다시 한번 깨닫게 된 사건이었습니다.

실외 배송 로봇의 안전을 높이기 위해 사용자가 직접 할 수 있는 일은 많지 않지만 개선의 여지는 충분히 존재합니다. 구체적인 해결책은 '실외 배송 로봇 사례' 파트에서 더 자세히 다루겠습니다.

약을 못 꺼내면 어떻게 하죠?

현재 저희 병원에서 사용하는 약제 배송 로봇은 서랍 형태의 수납 칸을 갖추고 있어, 로봇이 목적지에 도착하면 수령자가 서랍을 열고 약을 꺼내는 방식으로 운영되고 있습니다. 그런데 가끔 책상이나 옷장의 깊은 서랍에서 물건을 놓치는 경우가 있듯, 로봇 서랍 안쪽에 들어 있는 약 봉투를 미처 발견하지 못해 남겨두는 일이 발생하기도 합니다. 양쪽 문이 열리도록 설계된 로봇의 경우에도, 약이 본체 깊숙이 들어 있으면 비슷한 문제가 생깁니다. 이러한 상황은 충분히 예측 가능한 현실적인 문제이며, 이를 방지하기 위한 몇 가지 해결책을 준비할 필요가 있습니다.

첫째, 수동으로 확인하는 방법입니다. 현재 저희 병원에서는 매일 로봇 배송이 모두 끝난 후, 약제팀에서 직접 모든 서랍을 열어 약이 남아 있는지 확인하고 있습니다. 조금 번거롭지만, 즉시 시행 가능한 가장 기본적이고 확실한 방법입니다.

둘째, 이력 추적 시스템을 구축하는 방법입니다. 약을 로봇에 싣기 전 QR코드를 스캔해 '로봇으로 보냈음'을 기록하고, 목적지에서 수령 시에도 다시 QR코드를 스캔해 '로봇으로 온 약을 받았음' 기록을 남기는 방식입니다. 이렇게 하면 일정 시간이 지나도 수령 확인이 되지 않는 경우 시간 초과 알림이 울리고 누락 여부를 확인할 수 있습니다. 다만, 스캔 작업이 의료진의 추가 업무로 작용할 수 있어 실제 현장에서 얼마나 실용적일지는 테스트를 통해 판단하려 하고 있습니다.

셋째, 센서와 자동 알림 등 기술적 감지 기능을 도입하는 방법입니다. 예를 들어 배송이 완료된 후에도 서랍에 물건이 남아 있다면, 이를 감지해 알려주는 카메라나 무게 감지 센서를 활용할 수 있습니다. 이는 최근 냉장고에 적용되는 내부 감시 기술과 유사합니다. 이왕이면 서랍 안에 물건이 남아 있을 때만 자동 알림이 울리는 형태라면 사용자는 일일이 들여다보지 않아도 되어 훨씬 편리할 것입니다. 또한 수납함이 자동으로 앞으로 나와 내부가 더 잘 보이도록 하거나, 내부에 조명을 추가해 사용자가 물건을 쉽게 식별할 수 있도록 하는 방법도 고려해 볼 수 있습니다. 다만 이러한 기능들이 로봇 가격 상승으로 이어질 수 있으므로, 경제적 측면에서 신중한 판단이 필요합니다.

배송 중에 에러가 나면?

로봇 배송 중 에러가 발생했을 때는 단순히 로봇 자체 문제만이 아니라, 배송 물품이 제때 전달되지 않아 발생하는 후속 문제까지 고려한 대응이 필요합니다. 실제로 한번은 내시경실에서 병리과로 검체를 배송 중이던 로봇이 도중에 에러가 나서, 복도 끝에 멈춰 선 채 주말 내내 방전된 적이 있었습니다.

첫째, 기술적인 해결책이 없는 상황에서는 결국 사람이 개입하는 것이 가장 빠르고 확실한 대응입니다. 초창기에는 내시경실에서 로봇이 정상 배송 후 복귀했는지 매번 확인했고, 복귀하지 않으면 커맨드센터에 연락하는 방식으로 대응했습니다. 하지만 이런 방식은 사용자 입장에서 지속하기 어려운 구조입니다. 매번 로봇의 상태를 확인하는 데에도 사람의 시간과 노력이 소모되기 때문에 기술적 시스템 구축이 필수적입니다.

둘째, 더 나은 대응을 위해서는 기술적 시스템, 특히 통합 관제 시스템의 역할이 매우 중요합니다. 로봇이 1~2대일 때는 수동 대응이 가능하지만, 저희 병원처럼 27대의 자율주행 로봇이 서로 다른 위치에서 운행 중인 상황에서는 일일이 상태를 확인하는 것이 사실상 불가능합니다. 따라서 로봇에 문제가 생기면 통합 관제 시스템이 이를 자동으로 감지하고 즉시 알릴 수 있어야 합니다. 그러나 커맨드센터가 로봇만 전담하는 부서가 아니다 보니, 에러 메시지를 놓치는 경우도 생깁니다. 이를 보완하기 위해, 저희는 에러 발생 시 카카오 알림톡이 자동 발송되도록 시스템을 연동해 보다 신속하게 대응할 수 있도록 했습니다.

셋째, 더 복잡한 문제는 로봇이 제대로 작동하지 않는데도 시스템이 이를 에러로 인식하지 못하는 경우입니다. 로봇 제조사마다 "이런 정보 값이 나오면 에러다"라고 정의하는 기준이 제각각이고, 사용자 입장에서 납득하기 어려운 경우도 많습니다. 예를 들어 로봇 센서에 충돌 감지가 없고 통신도 정상인데 10분 거리 목적지에 3시간이 지나도 도착하지 않았다면, 이는 명백한 이상 상황입니다. 따라서 단순히 센서 정보만으로 판단하지 않고 실제 주행 시간이나 위치 변화 등을 기반으로 상황을 감지하고, 자동 알림을 울려 즉시 조치할 수 있는 시스템이 필요합니다. 저희 병원역시 이러한 문제 인식을 바탕으로, 통합 관제 시스템에 '더 똑똑한' 문제 인식 기능을 적용할 수 있도록 관련 기업들과 협의 중입니다.

로봇에 대한 걱정, 그리고 결론

로봇과 관련된 문제가 제기될 때는 이렇게 한 번 더 생각해 보는 것이 좋습니다.

"그렇다면 지금은 어떻게 하고 있을까?"

"이 문제는 정말 로봇을 사용할 때만 생기는 걸까?"

사실 보안, 분실, 파손 같은 문제는 기존에도 있었고, 이를 해결하기 위한 대책도 이미 마련되어 있습니다. 즉 로봇이 등장하면서 완전히 새로운 위험이 생긴 것이 아니라면, 기존의 문제 해결 방식에 기술을 더해 오히려 지금보다 더 안전한 시스템을 구축할 수도 있습니다.

로봇을 도입할 수 없는 이유가 100개가 떠오른다면, 100개 이상의 해결책을 고민해 봐야 합니다. 해결 가능한 문제라면 그 해결책을 적극적으로 찾아내고 로봇이 제대로 작동할 수 있는 환경을 마련하는 것, 그것이 우리가 나아가야 할 방향입니다.

로봇 도입 후에
실망하게 되는 점

첫 사용 경험은?

새로운 기술이 도입되면 기대감이 커지기 마련입니다. 로봇 도입 과정에서 발생할 수 있는 다양한 문제를 미리 고민하고, 해결책까지 마련한 뒤 "이제는 제대로 쓸 수 있겠지" 하는 기대감을 안고 첫 사용을 시작합니다. 하지만 많은 사용자가 곧 실망을 경험하게 됩니다.

특히 로봇에 문제가 생겼을 때 직접 달려가야 하는 담당자들은 대부분 "이런 식이면 로봇을 도저히 못 쓰겠어요"라는 말을 자주 합니다. 저희가 사용해 본 10종의 자율주행 로봇 중 불만이 거의 없었던 제품은 단 하나, 약제팀 내부에서만 사용하는 서빙 로봇이었습니다.

흥미로운 점은, 이 서빙 로봇의 만족도가 높은 이유가 성능이 뛰어나거나 최첨단 기술이 적용되었기 때문이 아니라는 것입니다. 오히려 저희가 보유한 로봇 중에서 가장 저렴하고 단순한 중국산 모델이었습니다. 이 로봇은 약제팀 내부에서만 움직이며, 자동문 통과나 엘리베이터 탑승 같은 복잡한 작업은 하지 않습니다. 선반이 있어 물건을 올려놓을 수는 있지만 서랍이나 보안장치도 없고, 자율주행 방식도 매우 단순해 천장에 부착된 투명 스티커를 QR 코드처럼 인식하며 이동합니다. 충전도 자율이 아닌 수동 방식으로, 사람이 직접 유선 충전기를 꽂아줘야 합니다.

그런데 이 단순함이 오히려 장점이 됩니다. 층간 이동, 자동문 통과, 서랍 보안 같은 복잡한 임무가 없다 보니 에러 발생 가능성이 거의 없습니다. 수동 충전 방식이라 충전기를 찾지 못해 발생하는 문제도 없습니다. 작은 충격에도 길을 잃고 헤매는 정교한 자율주행 로봇과 달리, 이 로봇은 천장 마커를 보고 움직이기 때문에 직원들이 바쁠 때 가볍게 밀어도 에러가 발생하지 않고 제대로 작동합니다. 사용법도 매우 직관적입니다. 기능이 단순하고, 누구나 쉽게 다룰 수 있도록 화면 디자인도 잘 되어 있습니다.

결국 이 로봇의 높은 만족도는 완벽한 첨단 기술이 아니라 안정적이고 신뢰할 수 있는 시스템, 그리고 사용자 중심의 쉬운 사용성에서 비롯된 것이었습니다.

불명확한 오류 원인 그리고 부족한 대응이 주는 실망감

———

로봇을 처음 사용하는 사람들이 가장 답답해하는 지점은 에러가 발생했을 때 그 원인을 알 수 없다는 점입니다. 그리고 더 큰 문제는, 어떻게 해야 재발을 막을 수 있을지도 모른다는 것입니다.

로봇 오류를 문의하면 대개 "로그 분석 중입니다"라는 답변이 돌아옵니다. 그러다 몇 달이 지나 기억이 흐릿해질 즈음, "로그상으로는 이상이 없었습니다"라는 식의 통보를 받는 경우가 많습니다. 정상적으로 작동하던 로봇이 갑자기 업무를 수행하지 못하게 되었는데도 왜 그런지, 언제쯤 복구되는지에 대한 명확한 설명 없이 몇 달씩 방치되는 사례도 있었습니다.

이런 문제는 특히 로봇과 관련된 여러 기업이 얽혀 있을 때 더욱 복잡해집니다. 예를 들어 특정 구역의 자동문만 유독 통과하지 못하는 상황이 발생했을 때 로봇 제조사, 자동문 제어 업체, 로봇 SI 기업 모두가 "우리는 문제가 없다"며 서로 책임을 미루는 일이 반복됩니다.

이런 상황이 거듭되면 사용자 경험은 급속히 악화되고, 로봇에 대한 신뢰도 역시 빠르게 하락합니다. 결국, 로봇의 기술력뿐만 아니라 사용자 문제에 얼마나 적극적으로 대응하느냐가 중요합니다. 하지만 현실적으로는 기업마다 대응 수준에 큰 차이가 있습니다.

사례 1. 병원 복도에 장애물이?!

저희 병원에서 로봇 관련 문제를 총괄하는 김영미 부센터장님은 이상한 문제가 반복되면 로봇 기업과 협의하고, 해결이 되지 않을 경우 직접 원인을 찾아 나섭니다.

어느 날, 배송 로봇이 빈번하게 '장애물 에러'를 표시하며 멈추는 문제가 발생했습니다. 휠체어나 환자 이송 침대가 수시로 오가는 병원 복도에 로봇이 멈출 정도의 장애물이 있을 리 없다고 설명했지만, 로봇 제조사는 "그 상황에서는 로봇 앞에 장애물이 있었겠죠"라는 답변만 되풀이했습니다.

그러던 중 아무것도 없는 복도 한가운데 멈춰 선 로봇이 발견되었고, 로봇 화면에는 "장애물을 치워주세요"라는 메시지가 떠 있었습니다. 부센터장님은 다시 제조사와 논의를 시작했고, 결론은 의외로 단순했습니다.

"하단 센서에 이물질이 묻어 있으면 장애물로 인식할 수 있습니다."

센서를 닦자, 로봇은 즉시 정상 작동했습니다.

이 문제는 가정용 로봇 청소기를 써본 분들이라면 쉽게 이해할 수 있는 에러입니다. 예전 로봇 청소기 설명서에는 '센서를 자주 청소하라'는 안내만 있었지만, 요즘 제품은 앱을 통해 센서 청소 시점을 자동으로 알려주는 기능까지 갖추고 있습니다.

수많은 가정에 보급된 로봇 청소기는 이처럼 사용자 편의를 중심으로 관리 체계가 발전해 왔지만, 가격이 훨씬 높은 서비스 로봇에는 여전히 이러한 기능이 부족합니다. 문제가 생겨도 즉각적이고 숙련된 대응이 이뤄지지 않아, 사용자가 직접 불편을 감수해야 하는 실정입니다.

사례 2. 현장을 살피지 않으면 해결 불가한 문제

사실 로봇 제조사도 어떤 문제의 원인을 쉽게 파악하지 못하는 경우가 있습니다. 그래서 실사용자의 경험과 피드백이 더욱 중요합니다. 예상 밖의 현실적인 문제들은 현장을 직접 살펴보고 해결해가는 과정에서 비로소 실마리가 보이는 경우가 많습니다.

실제로, 지하 1층의 특정 엘리베이터 앞에서 반복적으로 에러가 발생한 적이 있었습니다. 로봇 제조사에 문의했더니 돌아온 답변은 "슬립 에러(바퀴가 미끄러져 헛도는 현상)"였습니다. 하지만 해당 구역은 엘리베이터 탑승 지점도 아니었고, 바닥에도 미끄러질 만한 요소가 전혀 없었기 때문에 쉽게 납득이 가지 않았습니다.

결국 부센터장님은 에러 발생 시간대를 기록하고, 복잡한 절차를 거쳐 해당 시간의 병원 CCTV 영상을 확인했습니다. 그제야 진짜 원인이 드러났습니다.

병원에서는 여러 대의 로봇이 엘리베이터를 사용하지만, 원칙적으로 한 번에 한 대씩만 탑승합니다. 예를 들어 ❶번 로봇이 엘

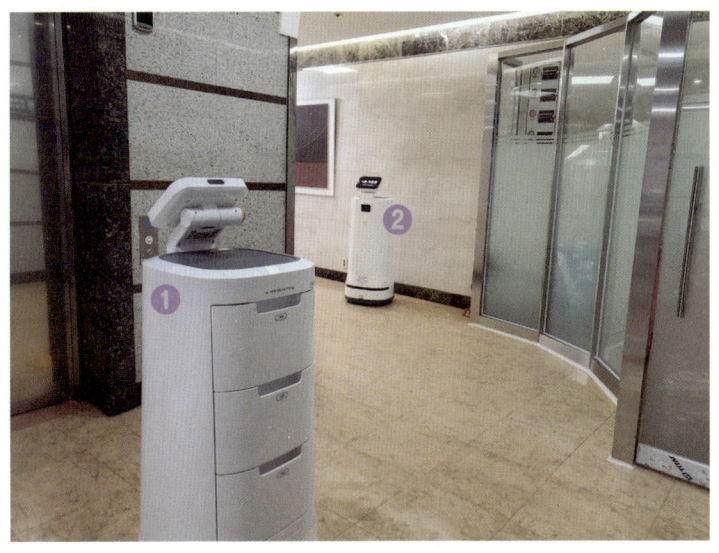

[2-2] 정상 대기 상태
(1번 로봇이 엘리베이터 앞에서 탑승 대기 중이며, 2번 로봇은 뒤쪽에서 정상적으로 대기 중인 모습)

리베이터 앞에 도착하면, ②번 로봇은 뒤쪽 대기 지점에서 기다려야 합니다[2-2].

그런데 CCTV 영상에서는, ②번 로봇이 대기 장소로 바로 가지 않고 굳이 ①번 로봇 앞까지 이동한 뒤, ①번 로봇을 인식하고 방향을 틀어 돌아서는 장면이 포착되었습니다[2-3]. 문제는 그 회전 지점이 시각장애인을 위한 볼록한 점자 블록 위였고, 이 블록에서 바퀴가 미끄러지며 에러가 발생했던 것입니다.

그렇다면 ②번 로봇은 왜 굳이 ①번 로봇 앞까지 간 걸까요? 제

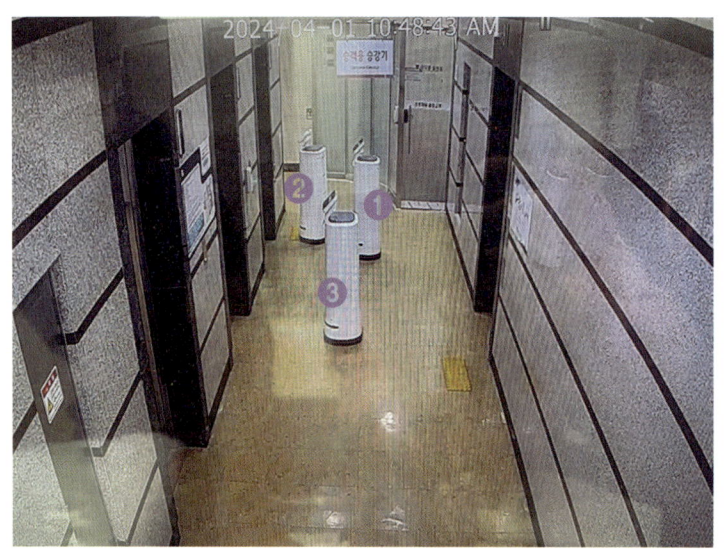

[2-3] 엘리베이터 앞까지 갔다가 돌아서는 로봇

(1번 로봇이 엘리베이터 앞에서 탑승 대기 중임에도, 2번 로봇이 바로 앞까지 갔다가 돌아서는 모습. 3번 로봇은 다른 엘리베이터 탑승 대기 중)

조사에 재차 문의한 결과, ❷번 로봇이 출발할 당시 ❶번 로봇은 아직 이동 중이었기 때문에 통합 관제 시스템상에는 엘리베이터 앞이 '비어 있는' 상태로 인식되었고, 이에 따라 ❷번 로봇이 엘리베이터로 향해 이동한 것이었습니다. 즉, "엘리베이터 앞에 다른 로봇이 있는지를 확인하는 타이밍이 통합 관제 시스템에서 잘못 설정되어 있었다"는 결론이었습니다.

이런 문제는 로봇이 줄을 서서 엘리베이터를 탈 정도로 사용량이 많은 병원에서만 드러날 수 있는 매우 현실적이고 중요한 사례입니다. 로봇 기업이 앞장서서 개선해야 할 영역이지만 실제로는 사용자가 먼저 원인을 추적하고 직접 관찰하며 피드백을 전달한 것이고, 이런 상황 자체가 사용자에게는 상당한 부담이 됩니다. 더 안타까운 건, 이런 과정을 거치는 동안 제조사의 초기 반응은 매우 차가웠다는 점입니다.

"다른 로봇 사용처에서는 아무도 이런 문제를 제기하지 않는데, 왜 귀하 병원만 그럴까요?"

"병원의 건물 구조나 통신 환경, 운영 방식에 문제가 있는 건 아닌가요?"

이런 태도는 문제 해결을 위해 애쓰는 사용자를 마치 블랙컨슈머로 취급하는 것이나 다름없습니다. 다행히 지금은 피드백의 가치를 인정하고, 함께 해결책을 고민해 주는 기업들과 협업하고 있습니다. 사용자의 실망을 진지하게 받아들이지 않고, 개선을 위해 움직이지 않는 기업은 결국 시장에서도 살아남기 어렵다고 생각합니다.

로봇이 잘하는 일,
잘 못하는 일

로봇에 대한 사용자의 실망을 줄이는 가장 좋은 방법 중 하나는 로봇이 잘할 수 있는 일을 시키는 것입니다. 즉 적재적소에 배치하고, 아직은 잘하지 못하는 일은 가급적 맡기지 않는 것이 현명한 접근입니다.

서비스 로봇이 잘하는 일

자율주행 로봇이 특히 잘하는 일은, 같은 층에서 '다리 아프다, 힘들다'는 불평 없이 묵묵히 반복해서 이동하는 것입니다. 통로가 넓고 사람 통행이 적으며, 경사나 턱 등 바퀴가 미끄러질 요소가 없는 환경이라면 로봇의 효율성은 더욱 높아집니다. 이동 횟수가 많고, 이동 거리가 길수록 로봇의 효용성도 함께 커집니다.

예를 들어, 병원에 혈액 검체를 자동으로 이송하는 설비가 없다면 채혈실에서 검사실까지 하루에도 수십 번, 사람이 직접 검체를 옮겨야 합니다. 여기서, 채혈실에서 검사실까지 거리가 길면 로봇의 활용 가치는 더욱 올라갑니다.

저희 병원의 경우 건당 이송 거리는 짧은 편임에도 불구하고, 배송 로봇은 한 달 동안 약 320시간을 주행하며 총 200km를 이동합니다. 병원 건물이 수평적으로 넓게 지어진 덴마크 오덴세 대학병원(Odense University Hospital)에서는 혈액 검체 이송에 로봇을 활용하고 있으며, 한 대당 하루 평균 5.5km를 주행한다고 합니다. 사람이 하던 일을 이만큼 대신해 주는 로봇이라면 당연히 고마울 수밖에 없습니다.

서비스 로봇이 잘하는 또 다른 일은 "기다려 주는 일"입니다. 엘리베이터가 혼잡하면 "저는 다음에 타겠습니다" 하고 양보하고, 목적지에 도착했지만 사람들이 비켜주지 않으면 "다음에 내리겠습니다" 하며 조용히 기다립니다.

배송 상황에서도 이 '기다림'은 장점이 됩니다. 사람이 물건을 직접 전달할 경우에는 받는 사람이 하던 일을 멈추고 나와야 하지만, 로봇이 오면 받는 사람은 자신의 일을 마친 뒤 천천히 수령할 수 있어 업무 흐름이 방해받지 않습니다. 특히 병원처럼 배송 물품을 바닥에 두고 갈 수 없고, 반드시 직접 전달과 수령 확인이 필요한 환경에서는 이 점이 더욱 유용하게 작용합니다.

물론 모든 상황에서 '무한 대기'가 바람직한 것은 아닙니다. 예를 들어 룸서비스 로봇이 치킨을 배달했는데 한 시간 넘게 기다린다면, 결국 남는 건 차갑게 식어버린 치킨뿐일 것입니다. 따라서 대기 시간은 로봇의 활용 분야와 배송 물품의 특성에 따라 적절히 설정되어야 합니다.

현재의 로봇이 어려워하는 일

——

지금 로봇이 가장 어려워하는 대표적 작업은 엘리베이터를 타고 내리는 일입니다. 기술적으로 로봇이 엘리베이터를 이용하는 것은 가능하지만, 이 과정에서 다양한 변수가 발생하며 에러 가능성이 높아집니다.

사용자 입장에서 로봇이 엘리베이터를 자유롭게 이용할 수 있다면 층간 배송이나 청소 업무의 범위가 크게 확장될 수 있습니다. 청소 로봇의 경우, 한 층을 청소한 뒤 엘리베이터를 타고 다른 층으로 이동해 연속 작업이 가능해지면 활용 효율도 올라가고 가성비도 높아집니다.

하지만 현실적으로 엘리베이터 탑승 과정은 여전히 로봇에게 까다로운 작업입니다. 예를 들어 탑승 중 통신이 잠시 끊겨 제어 오류가 발생하거나, 엘리베이터 바닥과 층 바닥 사이의 높이 차이, 미끄러운 재질 등으로 인해 바퀴가 헛도는 상황이 생기기도 합니다. 또한 엘리베이터가 혼잡하면 탑승하지 못하거나, 내려야 할 층에서 하차하지 못하는 경우도 빈번하게 발생합니다.

물론 제조사마다 기술력이 다르기 때문에 저희의 경험만으로 일반화하긴 어렵습니다. 하지만 다수 병원의 로봇 사용자 대상 설문조사에서도, 로봇 관련 문제 중 상당수가 엘리베이터와 관련된 이슈라는 응답이 나왔습니다. 또한 미국의 한 병원에서 "로봇이 엘리베이터를 10만 번 탔다"는 기사까지 낸 사례를 보면, 엘리베이터 탑승이 로봇에게 여전히 중요한 도전 과제임을 알 수 있습니다.

현재 로봇이 아직 하지 못하는 일

로봇이 아직 하지 못하는 대표적인 작업 중 하나는 여닫이문을 여는 일입니다. 또한 팔이 없는 로봇은 배송한 물건을 꺼내 선반에 올리거나, 내용물을 분류하는 작업도 할 수 없습니다. 물론 설계 방식에 따라, 서랍에서 물건을 꺼내 같은 높이에 있는 공간에 옮기는 정도는 가능할 수 있습니다. 그러나 배달 음식을 식탁에 올려놓거나, 수저를 가지런히 놓는 것 같은 세밀한 작업은 여전히 불가능합니다.

따라서 로봇이 아직 하지 못하는 일이 있다면, 그 한계를 명확히 이해하고 사람과 로봇 간 협업 프로세스를 재정비하는 것이 중요합니다. 예를 들어 식당의 서빙 로봇은 손님 상 위에 음식을 직접 올릴 수는 없지만, 무거운 음식을 테이블 앞까지 안전하게 옮겨주는 것만으로도 충분한 역할을 합니다. 그 이후에는 서빙 담당 직원이 음식을 상에 올리는 방식으로 자연스러운 분업이 이루어집니다.

이처럼 로봇이 잘하는 일과 어려워하는 일을 구분하고 사람과 로봇의 협업을 고려한 사용 시나리오를 마련하면, 불필요한 실망을 줄이고 로봇을 훨씬 효과적으로 활용할 수 있습니다.

지금까지는 개념적인 내용을 중심으로 살펴보았다면, 다음 장에서는 실제 병원 현장에서 로봇이 일하는 다양한 사례를 통해 좀 더 구체적인 이야기를 이어가겠습니다.

제3장

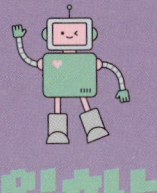

로봇이 일하는 현장: 병원 실전 사례

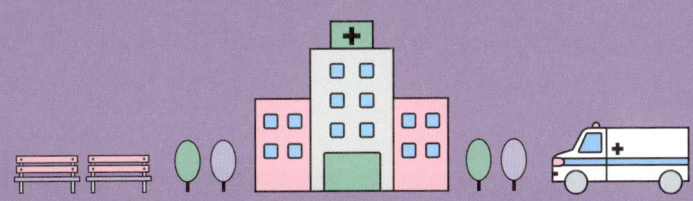

약제 배송 -
업무 조정 사례

약제 배송 로봇을 소개합니다

저희 병원에서 의료진의 손을 가장 많이 덜어주는 로봇은 단연, 약제 배송 로봇입니다. 입원 환자들은 아침, 점심, 저녁 정해진 시간에 맞춰 처방받은 약을 복용합니다. 이렇게 매일 규칙적으로 먹는 약을 '정규약'이라고 부르며, 의사가 하루 전에 처방을 내리면 약제팀이 이를 미리 준비해 병동으로 보냅니다. 수십 명분의 약을 한 번에 배송해야 하기 때문에 하루 몇 차례에 걸쳐 대량 배송이 이뤄집니다.

하지만 환자의 상태는 예고 없이 변하기 마련입니다. 갑작스러운 통증으로 진통제가 필요해지는 경우처럼 즉시 전달해야 하는 약도 생기는데, 이런 약을 '추가약'이라 부릅니다. 추가약은 조제되자마자 바로 병동으로 보내야 하며, 병원마다 이를 보내는 방식이 다릅니다. 기송관이나 컨베이어 시스템을 갖춘 병원도 있지만 자동화 설비가 없거나 노후화된 병원에서는 직원이 직접 약을 들고 가는 경우도 여전히 많습니다. 실제로 전국적으로 보면, 아직까지도 사람이 추가약을 배송하는 비율이 높은 편입니다.

저희 병원은 이 추가약 배송 업무에 소형 배송 로봇을 도입했습니다. 2025년 5월까지 약 2만 8천 건의 약제를 로봇이 배송했습니다. 처음에는 12개 일반 병동에 로봇 4대를 배치했으나, 이후 중환자실과 낮병동의 요청이 이어지면서 현재는 총 6대를 운영 중입니다.

약을 로봇으로 배송하다니, 위험하지 않나요?

———

저희 병원의 약제 배송 로봇이 언론에 소개됐을 당시, 일부 댓글에서는 몇 가지 우려가 제기됐습니다.

"로봇이 약을 잘못 가져오면 환자가 죽는 거 아니야?"

하지만 걱정하실 필요 없습니다. 로봇은 환자에게 직접 약을 건네는 '투약' 행위는 하지 않습니다. 법적으로도, 병원 규정상으로도 투약은 의료진만 할 수 있는 일입니다. 로봇이 배송한 약은 간호사가 수령한 뒤 포장지와 처방 내용을 확인하고, 환자에게 복용법과 용도를 설명하며 전달합니다.

"누가 몰래 약을 가져가면 어떡해요?"

실제로 도입 초기, 한 교수님이 시험 삼아 로봇을 가로막고 서랍을 열어보려 했지만 열리지 않았다며, "안전해서 다행이다"라는 말을 전하셨습니다.

로봇에는 이동 중 서랍이 열리지 않도록 보안 장치가 적용되어 있습니다. 목적지에 도착해야만 서랍을 열수 있고, 그때도 비밀번호 입력 등 인증 절차를 거쳐야 합니다.

"우리 병동 약이 엉뚱한 병동으로 배송되면 어쩌죠?"

이런 우려도 있었지만, 로봇은 목적지에 맞는 서랍만 열리게 설정되어 있습니다. 예를 들어 6병동에 도착한 로봇에서는 '6병동'으로 설정된 서랍만 열리고, '7병동' 서랍은 열리지 않도록 설계되어 있습니다.

초기에는 로봇이 층을 잘못 인식하는 오류가 드물게 있었지만, 모든 약제에는 환자 정보와 처방 내용이 명확히 표시되어 있어 간호사가 약을 전달하기 전에 이를 반드시 확인하기 때문에 잘못된 투약이 이뤄질 가능성은 없습니다.

그럼에도 병원은 안전을 최우선으로 고려해, 초기에는 서랍을 병동별로 고정 지정하는 방식으로 운영했습니다. 예를 들어 1번 서랍은 6병동, 2번 서랍은 7병동으로 정해두는 식입니다. 이렇게 하면 이상 상황 발생 시 간호사가 "우리 병동은 1번 서랍인데 왜 2번 서랍을 열라고 하지?" 하고 이상 징후를 쉽게 인지할 수 있습니다.

하지만 2년 반의 운용 경험을 통해, 해당 문제는 실제로 발생 가능성이 매우 낮다는 결론에 도달했습니다. 또한 서랍을 지정 방식으로 운영할 경우 더 많은 로봇이 필요해 효율성이 떨어지기 때문에, 2024년 약제 배송 로봇을 확산한 두 병원에는 서랍 고정 지정 방식이 아닌 유동 배정 방식을 제안했습니다.

현재 저희 병원에서는 마약류 및 향정신성의약품처럼 철저한 관리가 요구되는 약물은 사람이 직접 배송하고 있습니다. 다만 이러한 약물도 로봇을 통해 배송할 수 있을지 여부를 검토 중이며, 이를 위해 보안 장치와 인증 절차의 고도화도 함께 고려하고 있습니다.

로봇 도입 전후, 업무는 어떻게 달라졌을까

————

약제 배송 로봇을 도입하기 전에는 추가약 한 알을 받기 위해서 병동의 보조 인력이 약제팀까지 직접 이동해야 했습니다. 약제팀 앞에는 각 병동별로 '패스박스'가 설치되어 있어, 안쪽에서는 약을 쉽게 넣고 바깥쪽에서는 허가받은 직원만 약을 꺼낼 수 있도록 구성되어 있었습니다. 하지만 보조 인력이 패스박스를 열었을 때 약이 아직 준비되지 않은 경우, 약이 나올 때까지 기다릴 수밖에 없었습니다. 기다린 뒤 다시 열었는데도 약이 없으면 약사에게 직접 확인해야 했고, 약을 수령해 병동으로 돌아가는 데까지 평균 16분이 소요됐습니다. 약이 늦게 준비되었을 경우에는 그보다 더 많은 시간이 걸리기도 했습니다.

이처럼 12개 병동의 보조 인력이 매시간 유사한 절차를 반복하다 보니 약제팀 앞은 늘 혼잡했고, 약사들도 조제 순서를 수시로 확인하고 조정하느라 업무 흐름이 자주 끊겼습니다.

현재는 오전 9시부터 오후 5시까지 로봇이 매시간 추가약을 배송하고 있습니다. 약사는 조제가 완료된 약을 병동별 분류함에 모아 두었다가 정해진 시간에 로봇을 호출합니다. 한 대의 로봇은 최대 세 개의 서랍에 병동별로 약을 실은 뒤, 엘리베이터를 이용해 각 병동의 간호사실로 이동합니다. 도착하면 간호사가 약을 꺼낼 때까지 대기하고, 수령이 완료되면 곧바로 다음 병동으로 이동합니다. 세 병동을 순회하는 데 약 30분이 소요되며, 순회가 끝나면 로봇은 충전기로 복귀해 대기 상태에 들어갑니다.

왜 약제 배송 업무를 선택했을까

___

로봇을 어떤 업무에 투입할지 결정할 때는 세 가지 요소를 고려해야 합니다. 첫째, 로봇이 해당 업무를 정확히 수행할 수 있는가. 둘째, 그 업무를 로봇이 대신했을 때 누구에게 도움이 되는가. 셋째, 비용 대비 효과가 충분한가입니다.

현재 로봇은 도입뿐만 아니라 운영, 유지·보수에도 많은 비용과 노력이 소요됩니다. 따라서 도입한 로봇은 반드시 효율적으로 가동되어야 합니다. 예를 들어 하루에 한 번만 일하고 대부분의 시간을 대기만 한다면, 비싼 로봇을 도입할 이유가 없습니다.

이러한 관점에서 볼 때, 배송 빈도가 잦고 서비스 요구도가 높은 '추가약 배송'은 로봇 도입 효과가 가장 큰 분야였습니다. 실제로 저희 병원의 약제 배송 로봇은 하루 약 70건의 배송을 수행하며, 월 320시간 동안 가동되고, 총 200km를 이동합니다. 이를 주 40시간 기준으로 환산하면 직원 2명이 담당할 수 있는 업무량에 해당합니다.

다만 일반적으로 기대하는 '로봇 도입으로 인건비 절감 효과'는 없었습니다. 병원 내에 약제 배송만을 전담하는 인력이 따로 있었던 것이 아니기 때문입니다. 과거에는 각 병동의 보조 인력이 여러 업무 중 하나로 약제 배송을 맡았고, 로봇 도입 이후에는 이들이 수행하던 배송 업무만 줄어든 셈입니다.

직접적인 인력 감축은 없었지만 보조 인력이 절약된 시간만큼 환자와 의료진 지원에 집중할 수 있게 되면서 병동 전체의 업무 질이 향상되었습니다. 아직 환자 만족도 상승이나 간호사 이직률 감소처럼 수치로 확인되는 변화는 없지만, 업무 효율 개선과 전반적인 만족도 증진이라는 측면에서는 충분한 기대 효과를 확인하고 있습니다.

약제 배송 로봇에 대한 의료진 만족도 조사

약제 배송 로봇 서비스에 대한 의료진의 반응은 약제를 보내는 약제팀과 이를 수령하는 병동 간호사 간의 입장 차이로 인해 상이할 수밖에 없습니다. 이를 확인하기 위해, 로봇을 1년간 운영한 뒤 병동 간호사 109명과 약사 15명을 대상으로 설문조사를 실시했습

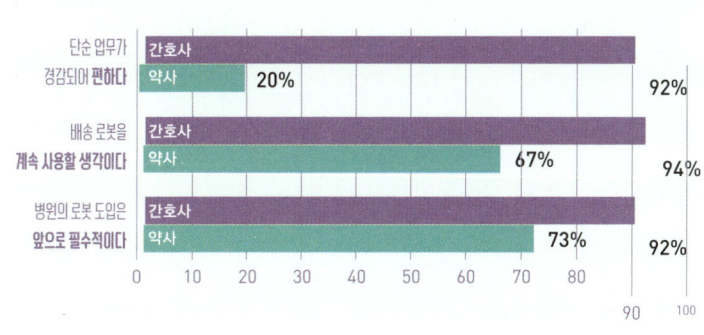

[3-1] 간호사와 약사의 배송 로봇 사용 설문 결과

니다.

간호사들은 대체로 긍정적인 반응을 보였습니다. 응답자의 92%는 "단순 업무가 줄어 편하다", 94%는 "배송 로봇을 계속 사용하고 싶다"라고 응답했습니다. 이는 로봇이 보조 인력의 약제 배송 업무를 대체하면서 간호사가 직접 약을 받으러 가는 상황이 줄고, 보조 인력이 병동 내 간호 업무를 지원하는 데 집중할 수 있어 간호사들의 실질적인 업무 부담이 줄어든 결과로 해석됩니다.

특히 이번 설문이 보조 인력이 아닌 간호사를 대상으로 진행된 이유도 여기에 있습니다. 보조 인력 입장에서는 단순하고 반복적인 약제 배송 업무가 오히려 선호 업무일 수 있기 때문입니다. 로봇이 해당 업무를 대체하게 되면, 보조 인력은 더 복잡하고 부담이 큰 업무를 맡게 될 수 있어 만족도가 낮을 가능성도 존재합니다. 반면 간호사들의 높은 만족도는 로봇 도입의 궁극적인 목표였던 병동 내 업무 효율화가 실제로 효과를 보이고 있음을 보여줍니다.

한편, 약제팀의 반응은 다소 달랐습니다. 기존에는 조제한 약을 패스박스에 넣기만 하면 됐지만 로봇 도입 이후에는 매 시간 로봇 관제 시스템을 통해 로봇을 호출하고, 도착한 로봇의 서랍을 하나씩 열어 약을 넣은 뒤, 각 서랍의 목적지를 지정하는 등 새로운 업무가 추가된 것입니다. 이 절차는 로봇 한 대만으로 끝나는 일이 아니며, 매 시간 반복적으로 이루어집니다. 또한 자동 호출 기능이 없어 첫 번째 로봇이 복도를 빠져나갈 즈음 다음 로봇을 수동으로 호출해야 하는 번거로움도 있습니다.

이 작업이 하루 업무에서 차지하는 비중이 크지는 않지만, 결과적으로 약사의 업무는 이전보다 늘어난 셈입니다. 특히 최근 약국 내 인력 부족이 심화된 상황에서, 이러한 변화는 약사에게 부담으로 작용할 여지도 있었습니다.

설문 결과에서도 이러한 경향이 나타났습니다. 약사들은 "단순 업무가 줄어 편하다"라는 항목에 대해 대체로 긍정적이지 않았지만, 응답자의 67%는 "로봇을 계속 사용할 생각이다"라고 응답했습니다. 이는 자신의 업무는 다소 늘어났지만, 로봇이 타 부서의 업무 부담을 줄이고 병원 전체 운영에 기여하고 있다는 점을 인정한 결과로 해석됩니다.

부서 간 업무 조정의 과제

약제 배송 로봇의 사례는 약제팀이 타 부서를 위해 적극 협력한 긍정적인 사례라 할 수 있습니다. 자신들의 업무가 다소 증가하더라도 병원 전체의 효율성이 높아진다면 협력할 수 있다는 조직 문화가 반영된 결과입니다. 그러나 모든 부서가 이처럼 변화에 유연하게 대응하는 것은 아닙니다.

로봇 도입 과정에서 기존 업무 분장이 조정되며, 특정 부서의 부담이 증가하는 사례도 많습니다. 이런 변화를 쉽게 받아들이기 어려운 이유는 해당 부서가 협조 의지가 부족해서가 아니라, 기존 업무만으로도 이미 과중한 상황이기 때문입니다.

실제로 저희 병원에서도 병원 전체적으로는 도움이 될 것으로 판단했음에도, 업무 증가를 우려한 일부 부서의 반대로 도입하지 못한 로봇 활용 시나리오가 존재합니다.

이 문제에 대한 절대적인 정답은 없습니다. 부서 간 이해관계가 충돌할 때, 이를 어떻게 조율할지는 병원 조직 문화와 리더십의 영향을 크게 받을 수밖에 없습니다. 다만 한 가지 분명한 점은 한쪽의 양보와 희생만으로는 운영이 오래 지속되기 어렵다는 것입니다. 특정 부서의 업무 부담이 계속 늘어나면, 결국 그 부서는 추가된 업무를 우선순위에서 제외할 수밖에 없게 되고, 이는 로봇 운영 전반에도 부정적인 영향을 미칠 수 있습니다. 따라서 로봇 도입으로 인해 늘어난 업무를 어떻게 최소화할 것인지에 대한 실질적인 방안을 함께 마련해야 합니다.

약제팀 업무 부담을 줄이기 위한 노력

———

약제팀의 로봇 호출 업무 부담을 줄이기 위해 다양한 시도를 이어왔습니다. 우선, 여러 대의 로봇을 한 번에 호출해 순차적으로 약제팀 공간으로 진입할 수 있도록 제조사에 요청했으나, 아쉽게도 해당 기능이 지원되지 않아 구현에 어려움이 있었습니다. 이 경험을 바탕으로, 다중 로봇을 운영하는 모든 산업 현장에 자동 순차

호출 기능이 반드시 필요하다는 점을 로봇 연구자 및 기업을 대상으로 하는 발표 자리마다 강조하고 있습니다.

또한 호출 과정의 불편을 해소하기 위해 통합 관제 PC와 로봇 도착 위치 간 거리가 멀었던 문제를 개선했습니다. 약사가 직접 이동하지 않도록, 로봇 도착 지점 인근 벽면에 태블릿을 설치해 로봇 호출 시 바로 사용할 수 있도록 한 것입니다. 이로써 약사의 이동 동선이 줄고, 호출 과정도 한층 원활해졌습니다.

현재는 '항암제 배송 로봇' 도입도 진행 중입니다. 이 로봇은 약제팀 가장 안쪽에 위치한 항암 조제실까지 직접 이동하며, 약사가 항암제를 로봇에 탑재할 때와 수령 부서에서 약을 꺼낼 때 각각 QR 코드를 스캔하는 방식으로 설계되어 있습니다. 이 과정을 통해 병원 전산 시스템상에서 배송 출발 및 수령 여부를 실시간으로 확인할 수 있으며, 단순히 인력의 배송 부담을 줄이는 것을 넘어 항암제 운송의 투명성과 업무 효율성까지 향상될 것으로 기대하고 있습니다.

또한 약제팀 내부 업무 보조를 위해 서빙 로봇도 추가로 도입해 약사들의 전반적인 업무 부담 경감에 기여하고 있습니다. 물론 이러한 시도들이 아직 완전하다고는 할 수 없습니다. 그러나 저희의 목표는 분명합니다. "로봇 도입으로 일이 늘었다"는 인식이 아니라 "로봇 덕분에 업무가 더 수월해졌다"라는 평가를 받는 것. 이를 위해 앞으로도 꾸준히 현장의 목소리를 듣고, 실질적인 개선을 이어갈 계획입니다.

배송을 위한
인프라 구축 사례

로봇 도입에 필요한 인프라 구축

———

저희는 6대의 로봇을 활용해 12개 일반 병동과 중환자실에 약제를 배송하기 위해 다양한 인프라를 구축해야 했습니다.

① 출입문 개선

로봇의 이동 동선에서 장애물이 되었던 약제팀의 여닫이문을 철거하고 자동문으로 교체했습니다. 새로 설치된 약제팀 자동문과 각 병동의 통제형 자동문에는 로봇과 통신이 가능한 모듈을 장착했습니다.

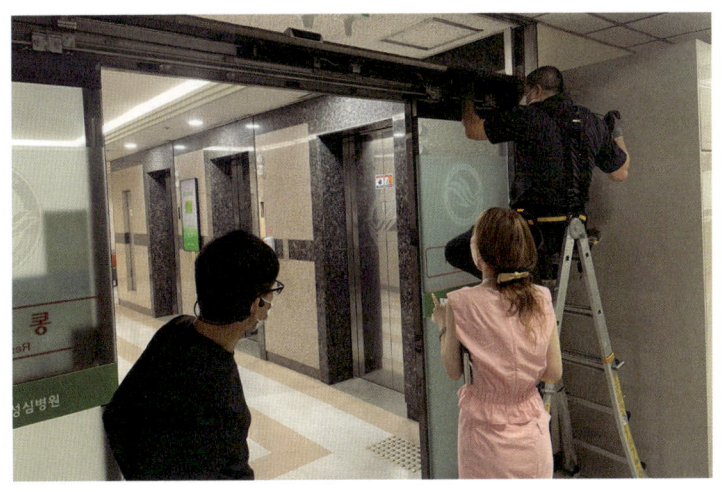

[3-2] 자동문 연동 작업

② 충전소 설치

로봇이 충전하며 대기할 위치를 선정해야 했습니다. 약제팀 내부는 각종 장비와 비품으로 인해 공간이 협소해, 인근 구역에 충전소를 설치하고 별도의 전기 공사를 진행했습니다. 로봇이 업무 중 자리를 비운 사이 충천소 앞에 물품 카트나 휠체어가 놓이는 일이 잦아, 이를 방지하기 위해 '로봇 스테이션'이라는 표식과 정위치 스티커를 부착했습니다.

③ 엘리베이터 연동

로봇이 사용할 세 대의 엘리베이터를 로봇과 통신이 가능하도록 연동했습니다. 모든 로봇을 한 대의 엘리베이터에 연결하면 한 번에 한 대만 탑승할 수 있어 대기가 길어지고 배송 지연이 발생할 수 있습니다. 이를 방지하기 위해 엘리베이터 한 대당 두 대의 로봇만 연동하도록 설정했습니다. 참고로, 저희가 사용하는 로봇은 지정된 엘리베이터만 탑승 가능하며 다른 엘리베이터가 먼저 도착해도 탑승하지 않습니다.

④ 로봇 대기 위치 확보

약제팀 외부에서 대기 중인 로봇이 호출되면, 내부로 진입해 정해진 위치에 서야 합니다. 그러나 기존 공간에는 문을 통과해 들어온 로봇이 머물 자리가 없어, 물품장을 이동해 로봇 전용 공간을 확보한 뒤 위치 표시 스티커를 부착했습니다. 또한 로봇이 멈춘 자리에서 바로 다음 로봇을 호출할 수 있도록, 손이 닿는 곳에 호출용 태블릿 PC도 설치했습니다.

⑤ 통신 환경 개선

로봇은 Wi-Fi, LTE, 5G 등 통신망을 기반으로 작동합니다. 이는 단순한 주행뿐만 아니라, 통합 관제 시스템에서 로봇 상태를 확인하고 명령을 전송하는 데에도 필수적입니다. 따라서 로봇 이동 경로 중 통신 감도가 낮은 구역은 반드시 개선이 필요했습니다.

인프라 구축 비용에 대한 고려

———

이렇게 다양한 인프라를 구축하려면 당연히 비용도 수반됩니다.

① 출입문

여닫이문을 자동문으로 교체하는 데 공사비가 발생하며, 자동문과 로봇을 연동하는 데도 문 1개당 연동 비용이 추가됩니다. 또한 자동문 업체와 로봇 업체 간 연동 경험이 없다면 별도의 개발비가 청구될 수 있습니다.

② 충전소

전기 공사 비용 외에도, 충전소 위치 표시용 부자재나 설치 작업에 추가 비용이 들 수 있습니다.

③ 엘리베이터

엘리베이터 한 대당 로봇 연동 비용이 들어가며, 엘리베이터 제조사, 감시반 업체, 로봇 업체 간 연동 경험이 없을 경우 개발비가 추가됩니다.

④ 로봇 목적지 구성

필요에 따라 위치를 표시하는 스티커 부착, 로봇 호출용 태블릿 PC 설치 등에 필요한 자재 및 설치 비용이 포함됩니다.

⑤ 통신

LTE나 5G 기반 로봇의 경우 월 통신요금이 발생합니다. 아직 로봇 전용 요금제가 없어, 예상보다 높은 요금이 청구될 수 있습니다.

이 중 엘리베이터 연동 비용이 가장 큰 비중을 차지합니다. 자동문 연동은 개별 단가는 낮지만 전체 수량에 따라 총액이 커질 수 있고, 충전소 설치나 로봇 대기 위치 조정에 드는 비용은 비교적 낮은 편입니다.

로봇 도입 관련 설명회를 진행할 때 가장 자주 받는 질문 중 하나는 '대략적인 비용'입니다. 그러나 실제 비용은 병원마다 환경과 연동 조건이 달라 몇 배 이상 차이 날 수 있어, 단순 평균값을 제시하기 어렵습니다. 아직 자동문이나 엘리베이터 연동 방식에 대한 표준화가 이루어지지 않았기 때문입니다.

예를 들어 A사 로봇이 연동된 엘리베이터에 B사 로봇을 추가하려면 연동비를 다시 지불해야 하고, 연동 경험이 없으면 개발비도 새로 발생합니다. 이때 발생하는 개발비는 전적으로 사용자가 부담하게 되며, 경우에 따라 도입 자체를 포기해야 할 정도로 감당하기 어려운 수준까지 이를 수 있습니다.

실제로 저희 병원도 고중량 물품 배송용 로봇을 엘리베이터에 연동하려 했으나 연동 비용이 로봇 구입가를 크게 초과해 도입을 포기했습니다. 당시 제시된 금액은 타 로봇 연동비의 다섯 배에

달했습니다. 현재는 A사 로봇만 연동해 운영하고 있으며, 이후 B 사 로봇을 추가 도입하려 했을 때 같은 엘리베이터를 사용하는 두 로봇 간의 '줄 서기' 기능이 없어 충돌 가능성이라는 또 다른 운영 상의 한계도 드러났습니다.

로봇은 한 대만 도입해서 12개 병동에 배송하기로 결정한다면 인프라 구축 비용만으로도 로봇 자체 가격을 초과할 수 있으며, 총 1억 원 이상의 예산이 필요할 수도 있습니다. 여기에 로봇의 물리적 성능도 현실적으로 고려해야 합니다. 예를 들어, 한 대의 로봇이 한 번에 4개 병동만 배송 가능하다면 12개 병동을 돌기 위해서는 최소 세 차례 왕복이 필요하며 소요 시간은 2시간 이상이 될 수 있습니다.

따라서 배송 간격이 적절한지, 전체 운영 효율성에 문제가 없는지 먼저 검토한 뒤 로봇을 추가 도입하거나 배송 목적지를 재조정하는 전략이 필요합니다.

결론적으로, 로봇 도입을 결정할 때는 단순히 '로봇 한 대의 가격'만을 기준으로 판단해서는 안 됩니다. 로봇이 안정적으로 운영되기 위한 물리적·기술적 인프라까지 포함한 총비용을 고려해야 하며, 이를 뒷받침할 수 있는 운영 계획도 함께 마련되어야 합니다.

검체 배송 –
업무 프로세스 변경 사례

검체나 약제나, 똑같은 배송일까?

저희 병원은 로봇의 새로운 사용처와 활용 방법을 꾸준히 탐색하고 있으며, 실제 사용해 본 뒤 활용도가 낮다고 판단되면 과감히 해당 시나리오를 폐기하기도 합니다. 현재 약 10종의 로봇 서비스를 운영 중이며, 시도했다가 중단한 서비스도 약 8종에 달합니다.

같은 기종의 로봇이라도 '무엇을 배송하는지' '누가 사용하는지' '어떻게 활용하는지'에 따라 역할과 운용 방식은 완전히 달라집니다. 이에 따라 필요한 하드웨어, 소프트웨어 기능은 물론 연계되는 인적 프로세스도 달라집니다.

예를 들어 치킨을 배송하는 로봇이라면 음식이 따뜻하게 유지

되어야 하고, 아이스커피를 배송하는 로봇이라면 냉장 기능이 필수적일 것입니다. 병원도 마찬가지입니다. 어떤 물품을 배송하느냐에 따라 적합한 로봇과 운영 방식이 달라집니다. 이는 동일한 스마트폰이라도 사용하는 앱에 따라 전혀 다른 기능을 수행하는 것과 같은 원리입니다.

병원에서 '검체'란 환자의 혈액, 분비물, 조직 등 검사 목적으로 채취된 물질을 의미합니다. 감염 위험이 있을 수 있어 운반 시 특별한 주의가 필요합니다. 따라서 검체 배송 로봇은 약제나 서류 등 다른 물품과 함께 배송해서는 안 되며, 배송 중 용기가 새거나 파손될 가능성에 대비한 안전 조치도 사전에 마련되어야 합니다.

현재 저희 병원에서 사용하는 검체 배송 로봇은 조직 검체를 세포 고정용 포름알데히드 용액에 담아 운반합니다. 포름알데히드는 유해물질이기 때문에 일반 물품과 절대 함께 배송하지 않고 전용 로봇에 따로 배정해 운영하고 있습니다. 로봇 외부에는 '유해물질 주의' 스티커를 부착하고, 병원 인증 기준에 맞춘 운영 지침과 안전 수칙을 함께 마련해 운용 중입니다.

검체 이송 로봇 도입: 안전성에 대한 고민

———

검체 이송 로봇 도입 초기, 내시경실에서 병리과로 조직 검체를 배송하는 시나리오를 구상했습니다. 기존에는 내시경실 보조 인력이 하루 2~3회, 여러 개의 검체를 모아 직접 병리과로 운반했습니다. 따라서 이 업무를 로봇이 대신하면 내시경실의 업무 부담을 줄일 수 있을 것으로 예상했습니다.

그러나 예상과 달리 내시경실은 로봇 사용을 원하지 않았습니다. 검체 분실에 대한 우려 때문이었습니다. 내시경 검사를 통해 어렵게 채취한 조직 검체가 분실되면 큰 문제가 발생하기에, 단순히 운반만 하는 것이 아니라 병리과에서 직접 인계받는 과정을 거쳐야 안심할 수 있다는 입장이었습니다. 기존에는 내시경실 보조 인력이 병리과에 도착한 후, 병리과 기사와 함께 환자별로 보낸 검체 수와 받은 개수를 맞춰보며 이중으로 확인했습니다. 내시경실은 검체 분실의 위험을 감수하느니, 힘들더라도 사람이 직접 배송하겠다는 쪽을 선택했습니다.

검체는 절대 분실되어서는 안 된다는 점에 저희도 동의합니다. 그러나 로봇을 사용한다고 해서 분실 위험이 더 커진다고 보지는 않았고, 이중 확인 또한 반드시 대면으로만 이뤄져야 하는 것은 아니라고 판단했습니다.

기존에는 종이 장부로 검체 목록을 기록하고 대조했지만, 이를 병원 전산 시스템과 연동하여 개선했습니다. 내시경실에서 로봇에 검체를 탑재할 때와 병리과에서 수령할 때 각각 바코드를 스캔해 자동으로 확인되도록 한 것입니다. 이를 위해 바코드 시스템과 로봇 충전소도 내시경실 내, 검체 탑재 작업이 가장 용이한 위치에 설치했습니다.

그럼에도 "종이 장부가 없으면 불안하다"라는 반응이 있어, 종이 장부를 로봇에 함께 넣어 보내고 병리과에서 확인 후 회수하는 방식으로 운영했습니다. 또한 검체통이 서랍 안에서 굴러다니거나 쏟아질 수 있다는 우려를 해소하기 위해 맞춤형 서랍 구조물을 제작해 검체통을 단단히 고정했습니다.

마지막으로, 로봇이 이동하는 모든 구간에는 CCTV가 설치되어 있어 사각지대가 없고, 문제가 발생하면 저희가 반드시 책임지고 해결하겠다는 점을 충분히 설명드렸습니다. 이러한 준비 끝에 내시경 검체 이송이 시작될 수 있었습니다.

검체 이송 로봇 시나리오는 엘리베이터를 이용하긴 했지만 동선이 짧고 출발지와 목적지가 단순했음에도, 사람의 업무 프로세스를 바꾸는 데 더 많은 시간과 노력이 필요했습니다.

검체 이송 로봇에 대한 높은 만족도

——

도입 초기에는 내시경실(보내는 부서)과 병리과(받는 부서) 모두 로봇 사용에 부정적인 반응을 보여, 과연 제대로 활용될 수 있을까 걱정이 컸습니다. 그러나 놀랍게도 도입 후에는 두 부서 모두 100% "계속 사용하고 싶다"고 응답하며 매우 높은 만족도를 보였습니다.

내시경실은 로봇 도입으로 보조 인력 투입이 줄어 업무 효율이 크게 향상되었다고 평가했습니다. 실제로, 두 달간 내시경실 리모

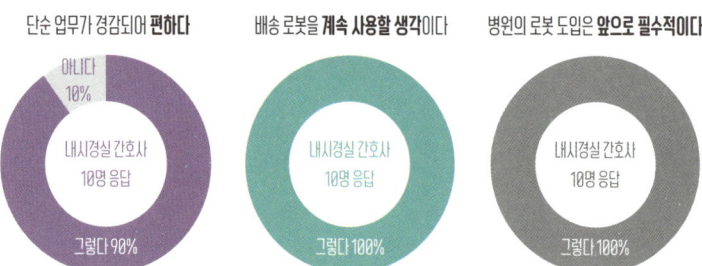

배송 로봇(검체 이송) 간호사 만족도 조사 결과

단순 업무가 경감되어 **편하다**

아니다 10%

내시경실 간호사
10명 응답

그렇다 90%

배송 로봇을 **계속 사용할 생각**이다

내시경실 간호사
10명 응답

그렇다 100%

병원의 로봇 도입은 **앞으로 필수적이다**

내시경실 간호사
10명 응답

그렇다 100%

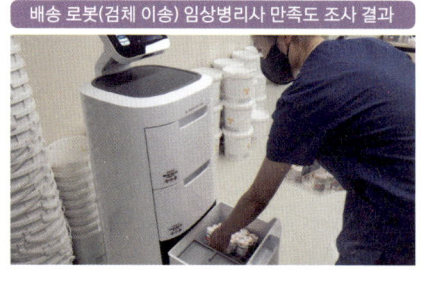

배송 로봇(검체 이송) 임상병리사 만족도 조사 결과

단순 업무가 경감되어 **편하다**

임상병리사
7명 응답

그렇다 100%

배송 로봇을 **계속 사용할 생각**이다

임상병리사
7명 응답

그렇다 100%

병원의 로봇 도입은 **앞으로 필수적이다**

아니다 14.3%

임상병리사
7명 응답

그렇다 85.7%

2차년도 배송 로봇 사용자 만족도 조사 (검체 이송)
대상자: 한림대학교 성심병원 내시경실 간호사 10명 및 임상병리사 7명 대상
기간: 2023.9.20.(수)~10.6(금)

[3-3]내시경실 간호사와 병리과 의료기사의 만족도

델링 공사로 '공사 기간만이라도 사람이 직접 배송하라'고 권유했을 때조차, 로봇 사용을 중단하지 않도록 해달라는 요청이 있을 정도였습니다. 이로 인해 공사 기간 중 한 차례, 공사 완료 후 또 한 차례 맵핑(mapping; 로봇의 이동 경로 설정)을 새로 진행해야 했습니다.

더 나아가 리모델링 설계 단계에서부터 로봇이 자리할 공간을 확보하고, 검체 탑재 동선을 최적화하여 설계에 반영할 만큼 로봇은 병원 운영의 일상에 완전히 녹아들었습니다. 로봇에 문제가 발생하면 커맨드센터에서만 조치할 수 있어 주말에는 사용이 어렵다고 안내했지만, 내시경실에서는 직접 문제 해결 방법을 익히고 로봇 복귀 여부까지 확인하겠다고 자처해, 현재는 토요일에도 로봇을 운영하고 있습니다.

보내는 부서인 내시경실의 만족도는 업무 부담이 줄었다는 점에서 비교적 쉽게 이해할 수 있습니다. 그러나 받는 부서인 병리과는 로봇에서 물품을 꺼내야 하므로 오히려 업무가 늘어날 수 있었음에도 높은 만족도를 보였습니다. 이는 기존 방식보다 분명한 이점이 있었기 때문입니다.

첫째, '업무 연속성 유지'입니다. 기존에는 타 부서 이송 인력이 도착하면 병리과 기사가 하던 일을 멈추고 즉시 이중 확인을 해야 했습니다. 하지만 로봇은 대기할 수 있어 기사가 진행 중인 업무를 마친 뒤 검체 접수를 이어갈 수 있었습니다.

둘째, '위험물질 노출 위험 감소'입니다. 심층 인터뷰 결과, 병리과 의료기사들은 유해물질이 포함된 검체를 사람이 직접 배송하는 것보다 로봇을 통해 전달받는 방식이 작업자 안전에 더 유리하다고 평가했습니다.

셋째, '대면 스트레스 감소'입니다. 검체를 사람이 전달할 경우 타 부서 인력과의 상호작용이 필요하고, 특히 문제가 생기면 설명에 많은 시간이 소요됐습니다. 로봇 도입 이후에는 이 같은 상황이 줄면서 업무 집중도가 높아졌습니다.

도입 초기에는 우려와 반대가 있었지만, 실제 운영 후에는 업무 효율성·안전성·편의성 측면에서 기대 이상의 효과가 확인되었습니다. 현재는 두 부서 모두에게 로봇은 없어서는 안 될 필수적인 존재로 자리 잡았습니다.

그럼에도, 가성비가 낮은 검체 이송 서비스

사용자 모두가 "계속 사용하고 싶다"라고 답할 만큼 만족도는 높았습니다. 그러나 이러한 긍정적인 반응에도 불구하고, 비용 대비 효과는 낮아 다른 병원에 쉽게 권하기는 어려웠습니다. 가장 큰 이유는 낮은 사용 빈도였습니다. 저희 병원의 경우, 내시경실에서 병리과로의 검체 배송은 하루 2~3회에 불과했고, 이동 거리도 길지 않았습니다. 하루 약 20분씩 세 번만 사용하는 로봇 한 대를 전담 배치하는 것은 비효율적이었습니다. 실제로 비용을 지불하고 운영할 만한 수준이 되기 위해서는 로봇의 업무량을 늘릴 필요가 있었습니다.

이를 위해, 외래 진료과로 로봇 적용 범위를 확대했습니다. 피부과, 산부인과, 유방내분비외과, 이비인후과 등 각 외래 진료과에서는 기존에 검체를 의료진이 직접 이송하고 있었기 때문에 로봇 도입을 환영하는 분위기였습니다.

하지만 검체 이송은 약제 배송과 구조적으로 달랐습니다. 약제 배송은 하나의 출발지에서 여러 병동으로 향하지만, 검체 이송은 여러 출발지에서 병리과라는 하나의 목적지로 이동합니다. 따라서 약제 배송처럼 한 번의 호출로 여러 목적지를 설정하는 방식은 불가능했고, 각 진료과에서 개별적으로 호출해 검체를 하나씩 이송해야 했습니다.

이 과정에서 문제가 발생했습니다. 예를 들어 피부과에서 검체를 보내기 위해 통합 관제 시스템에 접속하면, 이미 산부인과 검체를 배송 중이라 대기해야 했습니다. 예약 기능이 없기 때문에 10분 뒤 다시 호출하려 해도, 이번에는 이비인후과 배송 중이라 또 기다려야 했습니다. 결국 사용자가 직접 로봇 상태를 계속 확인해야 해 불편함을 느낄 수밖에 없었습니다.

이러한 현장 사용자의 불편을 최소화하기 위해 몇 가지 개선을 시도했습니다. 의료진은 본래 병원 전산 시스템을 이용한 업무만으로도 바쁘기 때문에 로봇 통합 관제 시스템에 접속해 로봇을 호출하는 절차는 부담이 될 수 있습니다. 이를 고려해, 병원 전산 시스템에 '검체 수거 필요' 버튼을 추가했습니다. 사용자가 해당 버튼을 클릭하면, 로봇이 정해진 시간에 해당 진료과로 이동해 검체를 수거하도록 설정했습니다. 이 방식은 여러 부서를 순회하며 검체를 한 번에 병리과로 이송하는 구조로, 로봇 운용의 효율성을 높이고자 했습니다.

같은 방식으로 외래 진료과 17곳을 순회하며 의무기록을 수거하는 로봇에도 병원 전산 시스템 내에 '문서 수거 필요' 버튼을 추가해 운영하고자 했습니다.

하지만 로봇 SI 기업의 통합 관제 시스템과 로봇 제조사의 제어 체계를 연동하는 일이 쉽지 않아 현재는 현장 적용이 원활하지 않는 상황입니다. 이 문제가 해결된다면, 병원뿐만 아니라 다양한 산업 분야에서도 로봇을 훨씬 손쉽게 활용할 수 있을 것입니다.

향후 가성비 개선 방안

———

현재는 내시경실뿐만 아니라 외래 진료과에서도 검체 배송에 로봇을 활용하면서 사용 빈도가 늘고 가성비도 다소 개선된 상황입니다. 그러나 여전히 로봇 한 대를 단독 배정하기에는 효율이 낮은 편입니다. 이에 따라 CT실, 초음파실, 인터벤션실 등 각종 검사실에서 발생하는 조직 검체 배송까지 로봇이 수행하는 방안을 검토 중입니다. 다만 병원 내 업무 프로세스가 워낙 복잡해 아직 뚜렷한 해법을 찾지는 못했습니다. 향후 이 프로세스를 조정할 수 있다면 로봇의 활동 범위는 더욱 확대될 것으로 기대됩니다.

물론 병원마다 상황은 다릅니다. 검체 배송 동선이 길고 이송 횟수가 많다면 로봇 도입이 유리할 수 있지만, 병원이 작고 이송 건수가 적다면 가성비를 맞추기 어려울 수 있습니다. 이 때문에 최근에는 검체 배송에 한정하지 않고, 다목적 로봇 운영 방식도 함께 고민하고 있습니다.

예를 들어 서랍형 로봇은 특정 서랍을 검체 전용으로 지정하거나, 양문형 로봇의 내부 공간을 나누어 각각 다른 물품을 배송하는 방식이 그 예입니다. 이 경우 서랍 내용물이 혼용되지 않도록 명확하게 표시하고, 검체 외 공간의 활용 방식도 별도로 설계하는 등 추가적인 고민이 필요합니다.

이처럼 각 로봇의 가성비를 높이기 위해 다양한 방안을 모색하고 있으며, 운영 방식과 병원 내부 프로세스를 정밀하게 조정할수록 로봇의 활용도는 더욱 높아질 것으로 기대하고 있습니다.

실외 배송 –
다중 로봇 활용 사례

병원에 실외 배송 로봇이 필요한가요?

여러 로봇 서비스 가운데, 의료진에게 가장 실질적인 도움이 되는 분야는 단연 '배송 서비스'입니다. 저희 병원은 다양한 환경에서 여러 종류의 배송 로봇을 운영하며, 어떤 방식이 가장 효과적인지 끊임없이 고민하고 있습니다.

현재 운영 중인 실외 배송 로봇은 약제나 검체 배송처럼 경제성을 바로 논할 수 있는 수준은 아닙니다. 하지만 이 서비스는 의료 현장에서 로봇이 어디까지 활용될 수 있을지 탐색하고, 기대와 현실의 간극을 확인하며, 예상치 못한 긍정적 효과를 발견해가는 실험적 과정으로서 의미가 있습니다.

실외 배송 로봇 도입을 논의했던 부서는 별관에 위치한 검진센터, 치과, 투석실 등이었습니다. 이들의 공통된 요청은 '건물 내부'가 아닌, 본관과 별관 사이를 오가는 부담을 줄여달라는 것이었습니다. 본관과 별관은 4차선 도로를 사이에 두고 나뉘어 있으며, 응급센터 인근의 횡단보도를 지나야만 이동이 가능합니다. 지하 통로나 구름다리 설치도 구조적으로 불가능합니다. 의료진은 얇은 근무복 차림으로 한겨울 추위와 한여름 더위를 견디며 검체, 약품, 의료 장비, 문서 등을 직접 들고 본관과 별관을 오가야 하는 실정입니다. 이는 저희 병원만의 문제가 아니라, 여러 건물을 운영하는 대형 병원들이 공통으로 겪는 상황이기도 합니다.

2023년까지만 해도 실외 배송 로봇이 병원 외부 환경에서 안전하게 주행할 수 있을지 확신할 수 없었습니다. 그러나 별관 의료진이 겪는 불편을 더 이상 외면할 수 없었고, 도전적인 시도였지만 실외 배송 로봇 도입을 결정하게 되었습니다. 이후 규제 샌드박스 신청과 관련 규제 완화 절차를 거쳐, 2024년 4월 1일 "로보티즈"사의 실외 배송 로봇을 도입하게 되었습니다.

실외 배송 로봇, 무엇을 배송할 것인가?

——

실외 배송 로봇을 도입할 당시 가장 먼저 고민한 것은 '무엇을 배송할 것인가'였습니다. 저희는 다양한 물품을 운반할 수 있도록 하나의 대형 배송 칸이 있는 로봇을 선택했지만, 내부 크기(약 37×38×34cm)는 실제 사용에는 다소 애매했습니다. 실외 배송 로봇은 법적으로 자동차가 아닌 '보행자'로 분류되며, 인도와 횡단보도에서 주행해야 합니다. 이로 인해 로봇의 규격은 폭 80cm, 무게 500kg 이하로 제한됩니다. 크기가 작고 높이가 낮아 보행자가 인지하지 못할 가능성이 있어 로봇 상단에는 조명이 부착된 깃발을 설치해 운행하고 있습니다[3-4].

배송 칸이 하나뿐이기 때문에 약제·문서·검체·의료기기 중 어떤 항목을 우선 적용할지도 결정이 필요했습니다. 긴급하지 않고 이송 빈도도 낮은 '문서' 배송부터 시작하기로 했습니다. 일반적으로는 배송 횟수가 많을수록 효율이 높지만, 초기에는 운영 변수와 리스크를 점검하기 위해 하루 1회 배송으로 제한해 운영했습니다.

초기 실외 배송 로봇 운영 방식은 다음과 같았습니다.

① 커맨드센터 직원이 로봇에 문서를 적재하고, 별관으로 이동 지시를 내린다.

② 로봇은 자율주행으로 별관까지 이동하며, 직원이 뒤따라 주행 상태를 점검한다.

③ 도착 후, 별관 직원이 배송 칸을 열고 문서를 수령한다.

이 방식은 사람이 직접 운반하는 것보다 더 많은 인력과 주의가 필요한 방식이었습니다. 그러나 이를 통해 로봇의 주행 안정성을 충분히 검증할 수 있었고, 이제는 별도 인력 없이도 단독 운행이 가능하다는 확신을 얻게 되었습니다. 이를 바탕으로, 실외 배송 서비스의 확대를 계획하고 있습니다.

로봇에서 로봇으로 이어지는 문서 배송

———

저희 병원에서 실험적으로 구현한 의무기록실행 문서 배송 시나리오는 다음과 같습니다.

① 서랍형 실내 배송 로봇이 본관 2층의 외래 17개 부서를 순회하며, 의무기록실로 보낼 서류를 수거한 뒤 1층으로 이동한다.

② 사람이 실내 배송 로봇에서 서류를 꺼내 실외 배송 로봇에 실은 후, 별관으로의 이동을 지시한다.

③ 별관에 도착한 실외 배송 로봇에서 서류를 꺼내 별관용 실내 배송 로봇에 다시 적재하고, 최종 목적지인 의무기록실로 배송한다.

이 과정에서 노후화된 별관 엘리베이터가 로봇과 통신 연동이 되지 않아, 기존의 실내 배송 로봇으로는 엘리베이터에 자동 탑승할 수 없는 문제가 발생했습니다. 이에 대해 "로보티즈"측은 자사의 실내 배송 로봇 '집개미'를 활용한 대체 방안을 제시했습니다.

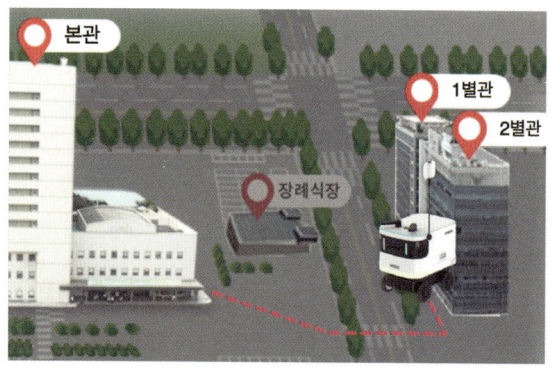

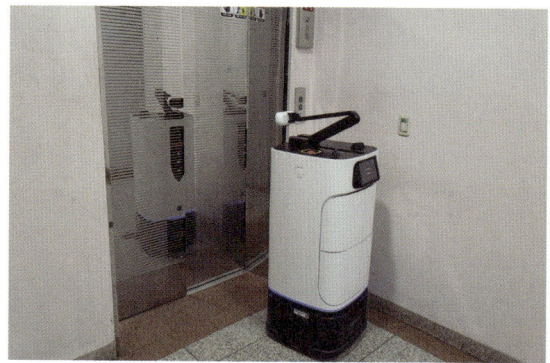

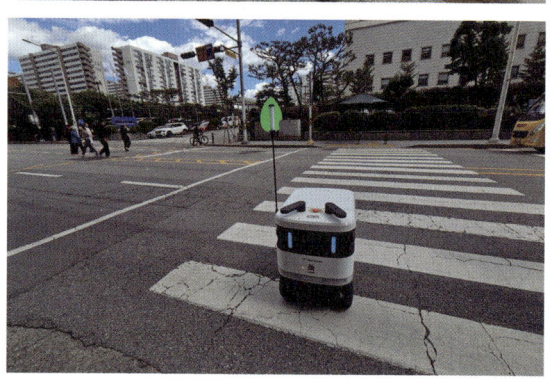

[3-4] 실내외 로봇 배송 연계

　병원이 로봇을 만났을 때

'집개미'는 로봇 팔로 엘리베이터 버튼을 직접 누를 수 있어, 새로운 연계 시나리오 실증이 가능해졌습니다[3-4].

하지만 이 방식은 문서 한 장을 옮기기 위해 세 대의 로봇이 릴레이처럼 연결되고, 각 단계마다 사람의 개입이 필요한 구조여서 가성비가 낮고 인력 절감 효과도 제한적이라는 한계가 있습니다.

그럼에도 저희는 실외 배송 로봇의 활용 가능성을 더 깊이 고민하며 다양한 시도를 이어가고 있습니다. 그 이유는 바로 '라스트 마일 딜리버리(Last-Mile Delivery)', 즉 물품을 최종 목적지까지 효율적으로 전달하는 마지막 단계를 최적화하기 위함입니다. 저희는 사람, 공간, 로봇이 조화롭게 작동하는 이상적인 시스템 구축을 목표로, 실험과 개선을 지속하고 있습니다.

재주 많은 한 대의 로봇 vs 여러 로봇의 분업

―

최근에는 실외 배송 로봇이 실내에서도 주행할 수 있도록 하는 기술 개발이 활발히 진행되고 있습니다. 실내외 겸용 로봇이 대중화되면 활용 범위는 훨씬 넓어질 것으로 기대됩니다. 하지만 실내와 실외는 환경 조건이 크게 달라, 상황은 그리 간단하지 않습니다. 필요한 센서, 데이터 처리 기술, 바퀴 재질, 방수 기능 등이 모두 달라지기 때문에 실내외 겸용 로봇은 전용 로봇보다 가격이 더 높아질 가능성이 큽니다.

비용 외에도 고려할 점이 있습니다. 한 대의 로봇이 처음부터 끝까지 모든 과정을 맡는 방식과 여러 로봇이 역할을 나누어 협력하는 방식 중 어떤 것이 더 효율적인가에 대한 고민입니다. 이는 퀵서비스와 택배 시스템의 차이와도 유사합니다. 예를 들어, 피자 배달처럼 속도가 중요한 경우에는 중간 전달 없이 곧바로 목적지로 가는 방식이 유리합니다. 반면, 택배처럼 긴 거리를 여러 지점을 거쳐 이동해야 하는 경우에는 중간 거점에서 물품을 모은 뒤 한꺼번에 배송하는 방식이 더 효율적일 수 있습니다.

저희 병원에도 다양한 다중 로봇 활용 시나리오가 있습니다. 대표적인 예가 '병동 내 물품 배송'입니다. 약제 배송 로봇은 한 번에 세 개 병동에 약을 전달한 뒤 충전기로 돌아가 다음 배송을 준비해야 하므로 늘 분주하게 움직입니다. 이 때문에 각 병동에 전달할 약은 병동 중앙의 메인 간호사실(Main Nurse Station)까지만 배송하고, 약제 배송 로봇은 곧바로 다음 병동으로 이동합니다.

규모가 큰 병동 내 의료진 동선 최적화를 위해 병동 곳곳에는 보조 간호사실(Sub Station)이 따로 배치되어 있으며, 메인 간호사실에 도착한 약은 이곳으로 재분배됩니다. 이러한 병동 내의 약제, 의료 물품 재분배를 위해 또 다른 병동 내 배송 로봇을 운영하고 있습니다.

만약 약제 배송 로봇이 출발지에서 각 보조 간호사실까지 직접 이동하도록 설정된다면, 약제팀의 업무 부담은 훨씬 커지고 로봇도 한 번에 한 병동만 배송할 수 있어 엘리베이터 사용 또한 과도하게 늘어납니다. 이런 비효율을 줄이기 위해 저희는 로봇 간 역할을 분담해 협업하는 방식으로 운영하고 있습니다.

여러 로봇이 협력할 때 발생하는 가장 큰 문제
———

실내 배송 로봇과 실외 배송 로봇을 함께 운용하거나, 실내 배송 로봇끼리 협력하는 경우에도 가장 해결하기 어려운 문제는 'A 로봇에서 B 로봇으로 물건을 누가 옮길 것인가'입니다. 이 과정이 자동화되지 않으면 결국 사람의 개입이 필요해지기 때문입니다.

물론, 로봇끼리 물건을 자동으로 주고받을 수 있다면 이상적입니다. 그러나 이를 구현하려면 여러 기술적 난제를 해결해야 합니다. 저희는 이 문제를 해결하기 위해 "로보티즈"와 협력해 왔으며, 2024년 '로보월드 전시회'에서 "로보티즈"는 해당 기술이 적용된 서비스를 선보였습니다. 시연된 방식은 이렇습니다. 실외 배송 로봇이 물건을 가져오면, 로봇 팔만 있는 '협동 로봇'이 이를 꺼내 실내 배송 로봇에 옮겨 싣는 구조입니다.

그러나 이 시스템을 실제 현장에 적용하려면 몇 가지 현실적인 조건이 충족되어야 합니다. 우선, 협동 로봇이 작동하는 공간의 안전성이 확보되어야 하고, 물품은 적절한 운반함에 담겨 있어야 합니다. 또한 각 로봇은 별도의 조작 없이도 뚜껑이 자동으로 열리거나, 서랍이 자동으로 나오는 구조를 갖추고 있어야 합니다.

이 같은 협동 로봇 기반의 자동 인계 시스템 외에도, 다양한 자동화 방안이 논의되고 있습니다. 예를 들어 'A 로봇이 물건을 보관함에 두고 가면 B 로봇이 자동으로 가져가는 방식' '표준화된 박스를 활용해 A 로봇에서 B 로봇으로 직접 인계하는 방식' 등이 있습니다. 그러나 아직은 로봇 간 인계 과정 대부분에서 사람의 개입이 필요한 상황입니다.

실외 배송 –
로봇 친화 생태계 구축 사례

로봇에 딱 맞는 환경이 필요하다

———

로봇이 하기 어려운 일을 모두 기술로 해결하려 들면 지나치게 복잡하거나 고가의 로봇이 만들어지기 쉽습니다. 그래서 기술로 극복하기 어려운 부분이 있다면, 오히려 로봇이 일하는 환경을 로봇에 맞게 바꾸는 쪽이 더 합리적일 수 있습니다.

예를 들어 로봇에서 로봇으로 물건을 전달하려면, 사람이 옮기든 협동 로봇 팔이 옮기든 간에 운반이 쉽고 내용물을 보호할 수 있는 규격화된 전용 가방이 필요합니다. 이 개념은 김치냉장고의 전용 용기와도 비슷합니다. 김치냉장고를 처음 샀을 때 제공된 전용 용기를 깨뜨려 일반 밀폐 용기로 바꾸면 크기가 잘 맞지 않아 꺼내고 넣기가 무척 불편해집니다.

로봇도 마찬가지입니다. 물건을 쉽게 싣고 내리려면 로봇에 딱 맞는 전용 가방이 필요합니다. 저희 커맨드센터에서는 이 문제를 해결하기 위해 맞춤 가방 제작을 직접 의뢰했습니다.

맞춤 가방 제작 의뢰서

① 큰 가방 (W36×D37×H33cm)

- 보냉 가방 재질

- 형태 유지가 가능한 단단한 본체

- 부드러운 재질의 뚜껑은 완전히 열어 본체 뒤로 밀착하거나, 본체 아래에 깔아 박스 형태 유지 가능

- 문서 수집용 장에 넣어 일정량 모이면 꺼내서 뚜껑을 닫아 사용

- 상단 손잡이 부착, 전면에 투명 비닐 이름표 삽입 칸 부착

② 작은 가방 (W36×D37×H16cm)

- 큰 가방과 동일한 형태

- 두 개를 상하로 쌓으면 큰 가방과 동일한 부피로 적재 가능

그러나 제작 비용이 예상보다 높았습니다. 큰 가방은 개당 25만 원, 작은 가방은 18만 원으로 책정되어 결국 제작을 포기했습니다. 대신 인터넷에서 유사한 크기와 형태의 보냉 가방을 몇천

원대 가격에 여러 개 구매했습니다. 가격이 저렴하다 보니 오염되거나 손상되었을 때 쉽게 교체할 수 있고, 방수 처리된 매끈한 재질 덕분에 소독도 간편해 실제 운영에서는 오히려 더 적합했습니다.

실외 배송 로봇의 효율적인 운영을 위해 전용 보관함도 함께 제작했습니다. 출발지와 도착지에 똑같은 보관함을 설치해 '쌍둥이'처럼 운영하는 방식입니다. 기본 개념은 무인 택배함과 유사합니다.

- 출발지(본관 로봇 거점)에는, 별관 총무팀·간호부·의무기록팀 등 여러 목적지로 보낼 수 있도록 전용 보관함을 설치합니다.

- 각 칸 상단 투입구로 문서를 넣으면, 내부 전용 가방에 문서가 차곡차곡 쌓입니다.

- 정해진 시간이 되면 각 칸의 잠금을 열고, 전용 가방을 꺼낸 뒤 뚜껑을 닫아 실외 배송 로봇에 적재합니다.

- 로봇이 목적지에 도착하면, 전용 가방을 꺼내 쌍둥이 보관함에 통째로 넣고, 빈 가방은 로봇에 실어 출발지로 다시 보냅니다.

이러한 구조를 도입하면 양쪽 보관함에서 가방을 꺼내고 싣는 작업이 훨씬 간편해지고, 여러 목적지로의 문서 배송도 더 체계적이고 효율적으로 운영할 수 있습니다. 무엇보다, 사람의 개입을 최소화해 로봇 배송의 가성비를 극대화할 수 있으리라 기대합니다.

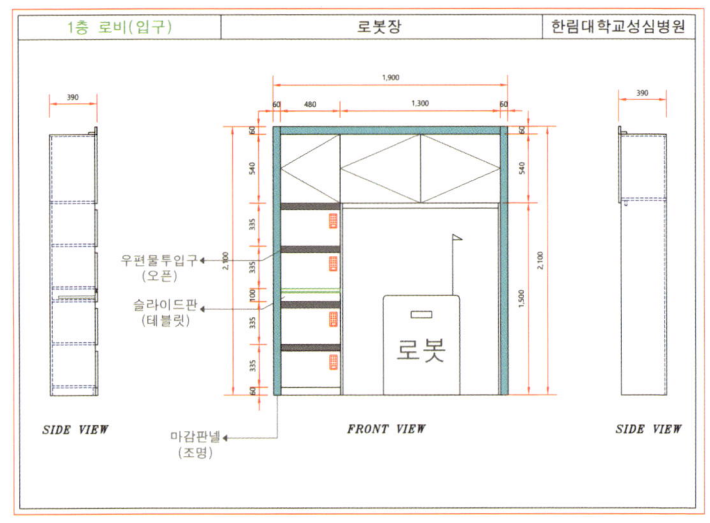

[3-5] 로봇 배송 전용 보관함 초기 설계

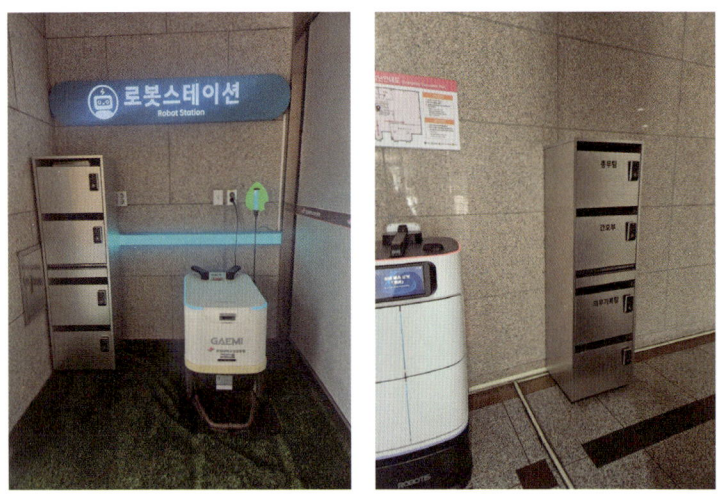

[3-6] 본관과 별관에 설치된 전용 보관함

길을 더 안전하게 건너기 위한 방안

실외 배송 로봇은 법적으로 '보행자'로 분류되기 때문에 인도와 횡단보도를 이용해야 합니다. 그러나 키가 유아 수준에 불과해 트럭이나 버스 운전자의 시야에서는 잘 보이지 않을 수 있습니다. 이론적으로는 사람과 동일한 보행자 동선을 따라 움직이므로 보호를 받아야 하지만, 실제로 운전자가 로봇을 보행자로 인식하고 멈춰줄지는 또 다른 문제입니다.

특히 "로봇이 제한된 시간 안에 횡단보도를 무사히 건널 수 있을까?"에 대한 우려가 큽니다. 일부 횡단보도는 걸음이 느린 사람이 건너기에도 빠듯할 만큼 신호 시간이 짧아 로봇이 건너기 어렵습니다. 또한 정지선을 지키지 않은 차량이 횡단보도를 침범해 서 있으면, 로봇은 사람을 밀치거나 차량을 피해 무리하게 움직일 수 없기 때문에 그 자리에 멈춰 서 있을 수밖에 없습니다. 그 결과, 신호가 바뀌는 순간 로봇이 길 한가운데 갇혀버릴 위험이 생깁니다.

이러한 문제를 해결하기 위해 제조사들은 다양한 기술을 적용하고 있습니다.

- 신호 시간이 짧게 남았을 경우 진입하지 않기
- 보행자 흐름이 너무 혼잡하면 일단 대기하기
- 자율주행 기능을 강화해 차량을 피해 안전하게 이동하기
- 횡단보도 중간에 갇힐 위험이 있으면, 제조사에서 원격 제어로 신속히 건너게 하기

하지만 로봇이 수천, 수만 대 규모로 운영되기 시작하면 사람이 일일이 모니터링하고 수동 제어하는 방식은 한계가 있습니다.

다행히 이 문제는 조만간 기술적으로 해결될 수 있을 전망입니다. 최근 주목받는 스마트시티 기반의 교통 신호 통제 시스템과 로봇이 연동되면, 로봇이 횡단보도를 미처 다 건너지 못했을 때 보행자 신호 시간을 몇 초라도 연장해서 사고를 예방할 수 있습니다. 실제로 이런 시스템은 기술적으로 이미 구현 가능한 수준에 와 있습니다.

로봇 한 대가 아닌, 생태계를 만들어야

———

지금까지 실외 배송 로봇 운영에 대해 설명하면서 여러 요소가 함께 고려되어야 한다는 점을 계속 강조해 왔습니다. 협동 로봇이나 사람의 개입이 필요한 로봇 간 배송 연계, 전용 가방과 보관함, 스마트시티 교통 통제 시스템과의 연동 등 로봇 한 대가 제대로 작동하기 위해서는 이를 둘러싼 생태계 조성이 필수적입니다.

이런 이유로 저희는 로봇 서비스가 효율적으로 운영될 수 있도록 종합적인 생태계 조성을 검토하고 준비하고 있습니다. 예를 들어 실내 배송 로봇을 RTLS(Real-Time Location System, 실시간 위치 추적 시스템) 및 AI-CCTV 연계와 같이 로봇과 다양한 기술력을 함께 활용하는 방안을 고민하고, 실제로 구현해가고 있습니다. 또한 냉장 배송이 필요한 물품을 위한 전용 용기와 온도 모니터링과 같이 로봇 기술이 아닌 다른 기술과의 융합을 통해 더 효과적으로 해결 방안을 찾는 방향도 모색하고 있습니다.

흔히 "아이 하나를 키우려면 온 마을이 필요하다"라고 합니다. 마찬가지로, 로봇 한 대를 제대로 운영하려면 다양한 인프라와 기술이 유기적으로 연결된 생태계가 반드시 필요합니다. 앞으로도 로봇 활용 서비스 시나리오 발굴, 부속 물품의 디자인 및 개발, 스마트시티 연계 모델 구축 등 로봇의 실질적인 활용도를 높이기 위한 노력을 다양한 분야의 전문가들과 함께 꾸준히 이어가고자 합니다.

환자 안내 –
고령층 친화적 로봇 사용 사례

미로 같은 병원에서 길 찾기

지금까지는 의료진을 돕는 배송 로봇을 중심으로 살펴보았는데, 이제부터는 환자를 위한 로봇 활용 사례를 소개하고자 합니다.

그 첫 번째는 '길 안내 로봇'입니다.

병원은 길 찾기가 쉽지 않은 공간입니다. 실제로 의료 질 향상 학회에서는 "환자들은 왜 항상 병원에서 길을 잃을까?"라는 주제로 강의가 열릴 정도입니다. 저 역시 병원에서 길을 잃고 헤매는 환자들을 자주 보게 됩니다. 그 이유는 크게 세 가지로 나눌 수 있습니다.

첫째, 공간 구조가 복잡합니다. 병원은 매우 넓은 면적에 다양한 진료과가 개미굴처럼 얽혀 있고, 신축이나 별관 증축으로 인해 건물 간 연결 동선은 더 복잡해졌습니다. 가만히 걸어왔을 뿐인데 어느새 건물 이름이나 층수가 바뀌어 있는 경우도 흔합니다. 저도 다른 병원을 방문할 때는 시간을 내어 외래 구조를 둘러보곤 하는데, 병원 구조에 익숙한 의료진임에도 불구하고 채혈실과 같은 기본적인 시설을 찾다가 길을 잃을 때가 있습니다.

둘째, 목적지의 이름이 낯설고 어렵습니다. '방사선 종양학과' '심장 초음파실' '류마티스 내과' 등은 일반인에게 생소한 명칭일 뿐만 아니라, 환자 본인이 가야 할 진료과나 검사실 이름을 정확히 기억하지 못하는 경우도 많습니다.

셋째, 안내 표지판이 오히려 혼란을 줍니다. 병원 곳곳에 표지판이 설치되어 있지만, 진료과와 검사실이 한 층에 밀집되어 있어 정보를 한눈에 파악하기 어렵습니다. 표지판에 정보가 많을수록 오히려 목적지를 찾기 힘들어지는 경우도 있습니다.

이러한 문제를 해결하기 위해 병원에서는 환자용 모바일 앱에 실내 내비게이션 기능을 넣거나, 천장·벽·바닥에 안내 표식을 설치하는 등 다양한 방법을 도입하고 있습니다. 보통은 진료 영수증이나 안내 종이에 다음 진료 장소와 순서를 적어드리고, 당일에는 카카오 알림톡으로 이동 경로를 순서대로 보내드리기도 합니다.

그럼에도 여전히 "영상의학과는 어디인가요?", "전 어디로 가야하나요?"라고 문의하는 분들이 많습니다. 그래서 대부분의 병원 로비에는 눈에 잘 띄는 위치에 안내데스크가 자리하고 있습니다.

하지만 예를 들어, 저희 병원 1층 안내데스크에서 폐기능 검사실까지 가는 길을 설명하려면 꽤 난감합니다.

"에스컬레이터 타고 2층으로 올라가 왼쪽으로 가면 사거리가 나옵니다. 거기서 오른쪽으로 들어가 순환기 내과 방향으로 가다 보면, 10시 방향으로 비스듬히 난 복도가 있습니다. 그 복도를 따라 쭉 가시면 내분비 검사실을 지나 내분비 내과가 보이고, 거기서 왼쪽 끝까지 가면 왼편에 폐기능 검사실이 있습니다."

이것이 실제 병원 구조인데, 저조차도 듣고 한 번에 찾아가기 어려울 동선입니다. 그래서 목적지가 적힌 종이를 들고 두리번거리는 환자를 보면, 자연스럽게 "어디 찾으세요?" 하고 여쭙게 됩니다.

다른 병원도 사정은 비슷합니다. 한번은 구조가 복잡한 병원에 강의하러 갔을 때, 안내해 주신 선생님을 따라 이동하는 10분 동안 세 분의 환자에게 길을 안내해 드린 적도 있습니다.

이것이 현재 우리나라 병원 안내의 현실입니다. 이렇다 보니 환자와 함께 목적지까지 동행해 주는 안내 로봇에 대한 기대가 커지고 있으며, 실제로 이를 도입해 활용하는 병원도 점차 늘고 있습니다.

안내 로봇, 병원에서 유용할까?

2018년경 인천국제공항, 국립중앙박물관, "아모레퍼시픽" 본사 등에 안내 로봇이 처음 도입될 무렵부터 저는 이 기술이 병원에 실제로 도움이 될 수 있을지 유심히 살펴봤습니다. 당시 네 살이던 아들이 로봇만 보면 졸졸 따라다녔기에, 로봇을 직접 경험해 볼 기회도 많았습니다. 하지만 여러 곳에서 안내 로봇을 관찰한 결과, 병원에 도입해도 실질적인 안내 역할을 수행하기 어렵겠다는 판단이 들었습니다.

병원에서 길을 가장 찾기 어려워하는 집단은 고령 환자, 처음 병원을 방문한 환자, 외국인 환자입니다. 이들에게는 로봇을 이용한 '직접 동행해 주는 형태의 안내'가 가장 필요합니다. 그러나 당시 안내 로봇의 활용 모습을 보면 대부분 어린이들이 터치하는 경우였고, 60대 이상 환자들이 로봇을 적극 활용하는 모습은 거의 찾아볼 수 없었습니다.

예를 들어 길을 헤매는 고령 환자가 로봇을 보며 "아, 저 로봇을 터치해서 20개 넘는 목적지 중 하나를 골라야겠군" 하고 직접 조작에 나설 가능성은 매우 낮습니다.

이러한 이유로, 저희 병원은 환자가 로봇을 조작하지 않아도 안내를 받을 수 있는 새로운 시나리오를 구상했습니다. 안내 로봇은 안내데스크 옆에 배치하고, 큰 화면에는 "길 안내가 필요하신가요? 안내데스크에 문의하세요"라는 문구가 표시되어 있습니다.

환자가 안내데스크에 문의하면, 안내 직원이 로봇 통합 관제 시스템을 통해 '영상의학과로 이동' 명령을 로봇에 전달합니다. 이어서 환자에게 "이 로봇을 따라가시면 됩니다"라고 안내하면 끝입니다. 환자는 로봇을 터치하지 않고도 안내를 받을 수 있는 구조입니다.

이 방식은 음성 인식이나 터치스크린을 통한 기존의 안내 방식보다 기술적으로 더 단순할 수 있습니다. 하지만 현재 저희 병원 로봇은 거대 언어 모델이 탑재되어 있지 않아, 목적지 이름을 다르게 말하거나 발음이 조금이라도 정확하지 않으면 융통성 있게 인식하지 못합니다. 그래서 지금으로서는 이 방식이 고령층에 가장 친화적인 시나리오라고 판단하고 있습니다.

다만, 이 시나리오는 로봇 제조사가 설계한 기본 모델과 달라 기본적으로 지원되지 않는 기능이기 때문에 다른 기관에 추천 드리기에는 아직 어려운 면이 있습니다. 저희는 로봇 SI 기업에서 제공한 별도의 통합 관제 시스템을 통해 원하는 시나리오를 구현하고 있습니다. 이 과정에서 로봇 제조사, SI 기업, 사용자 간의 입장 차이와 추가 개발 필요성이 발생하여 사용한 지 2년 반이 넘도록 기술적인 문제가 완전히 해결되지 않은 상태입니다

예를 들어 통합 관제 시스템으로 지시를 내리면 로봇의 앞뒤 화면이 모두 꺼져 환자에게 정보를 전달하지 못하고 있으며, 목적지에 도착한 후 자동으로 복귀하지 않아 안내 직원이 수동으로 복귀시켜야 하는 상황입니다. 기술적으로 불가능한 것은 아니지만, 사

용자의 요구사항에 대한 개발 여부가 로봇 기업의 판단에 좌우되는 구조이다 보니 적절한 기술 적용이 지연되고 있습니다.

앞으로 로봇의 효용성을 높이려면 산업별 수요에 맞춰 소프트웨어를 유연하게 수정할 수 있는 구조가 마련되어야 합니다. 그래야만 로봇이 실제로 필요한 현장에 더 널리 보급될 수 있을 것입니다. 저희 병원 역시 몇 가지 기능이 보완되기를 희망하고 있습니다.

예를 들어 '환자 번호 바코드나 사전에 등록된 안면 인식 정보로 환자를 식별해 다음 목적지까지 안내하는 기능' '거대 언어 모델을 탑재해 환자의 문의를 보다 정확히 이해하고 응답하는 기능' '안내 시 환자의 걸음 속도에 맞춰 로봇의 이동 속도를 자동으로 조절하는 기능' 등입니다. 이러한 기술은 이미 구현 가능한 수준에 와 있지만 아직 실제 병원 현장에 적용되지는 않고 있습니다.

현재 안내 로봇의 제한점

———

저희는 다양한 병원 현장을 방문해 각 환경에 적합한 로봇 사용 시나리오를 제안하는 진단 작업을 수행해 왔습니다. 그 과정에서 안내 로봇의 필요성을 강하게 제기한 병원도 있었지만, 실제로 도입을 권장한 사례는 많지 않았습니다. 그 이유는 안내 로봇이 가진 여러 제한점 때문입니다.

첫째, 층간 이동의 제약이 있습니다. 안내 로봇 도입을 강력히 희망하는 병원 대부분은 복잡한 동선으로 인해 직원이 직접 환자를 안내하는 일이 잦았고, 그 동선에는 층간 이동이 포함되는 경우가 많았습니다. 하지만 로봇이 엘리베이터를 이용하려고 하면 오류가 발생하거나 예기치 못한 상황이 발생할 수 있습니다.

예를 들어 혼잡한 엘리베이터에서는, 환자 한 명 정도는 탈 수 있지만 넉넉한 탑승 공간이 필요한 로봇은 탑승이 어려울 수 있습니다. 특히 낮 시간 외래 환자용 엘리베이터에서는 이러한 문제가 더욱 빈번하게 발생할 수 있습니다. 로봇이 엘리베이터에 탑승하지 않고 층별로 환자를 인계하는 방식도 고려해 볼 수 있지만 시나리오가 복잡해질수록 시스템 오류나 운영상 문제 발생 가능성도 커집니다. 혼잡도가 낮은 야간 시간대에 안내를 수행하는 방식도 가능하겠지만 로봇에 문제가 생겼을 때 즉각 대응할 수 있는 야간 운영 체계 역시 함께 마련되어야 합니다

둘째, 한 번에 한 명만 안내할 수 있습니다. 안내 로봇은 한 명의 환자를 목적지까지 안내한 뒤에야 다음 환자를 도울 수 있습니다. 따라서 단시간에 많은 환자를 빠르게 안내해야 하는 검진센터 같은 환경에는 적합하지 않을 수 있습니다.

셋째, 안내 인력을 완전히 대체하기 어렵습니다. 병원마다 차이는 있지만, 안내 직원이 수행하는 업무는 생각보다 다양합니다. 앞으로는 안내 직원의 역할을 학습한 AI 휴먼이 안내데스크에 상

주하고, 필요시 로봇에게 명령을 내려 직접 안내하는 방식으로 기술이 발전할 수 있습니다. 관련 기술도 대부분 현실화 가능한 수준에 근접해 있습니다. 그러나 현재로서는 안내 로봇만으로는 안내 인력을 완전히 대체하기 어렵습니다.

안내 서비스, 로봇이 정답일까?

———

10년쯤 후에는 로봇이 직접 안내하지 않아도 되는 시대가 올지도 모릅니다. 스마트글라스(Smartglasses)가 보편화되면, 개인의 시야에만 보이는 가상 안내 정보를 따라 스스로 목적지로 이동하는 시대가 열릴 수 있습니다. 이 방식은 로봇이 물리적으로 동행하는 것보다 병원 내 공간 혼잡을 줄이고, 사용자 맞춤형 안내 서비스를 제공할 수 있다는 장점도 있습니다.

이런 변화는 안내 서비스에만 해당되는 이야기가 아닙니다. 현재 저희 병원에서는 입원 중인 고령 환자들을 위해 로봇이 병상으로 찾아가 병원 생활 안내나 예정 검사 내용을 동영상으로 설명해주는 서비스를 운영 중입니다. 하지만 몇 년 후에는 이런 방식조차 필요 없게 될지도 모릅니다. 저라면 로봇이 직접 찾아오는 것보다, 스마트폰으로 원하는 시간에 이어폰을 끼고 안내 영상을 시청하는 방식을 더 선호할 것 같습니다. 물론 지금은 스마트폰이 없거나 동영상 링크를 받아도 활용하지 못하는 환자분들이 계시기 때문에 로봇을 통해 안내 영상을 보여드리는 것이 여전히 필요한 상황입니다.

이처럼 기술의 발전과 사용자의 디지털 역량 향상에 따라, 특정 시기와 대상에 가장 적합한 기술 사용 시나리오도 끊임없이 변화할 것입니다. 고령층의 스마트폰 활용 능력을 단기간에 끌어올리거나, 스마트글라스를 대중적으로 보급하는 것은 현실적으로 쉽지 않은 일입니다. 따라서 현재로서는 안내 로봇이 여전히 유용한 대안으로 보입니다. 다만, 로봇 활용에 따르는 기술적 한계와 운영상의 문제들을 분명히 인식하고, 더 나은 기술이 등장했을 때 유연하게 전환할 수 있는 준비도 필요할 것입니다.

환자용 물품 배송 –
취약자를 위한 서비스 사례

간호·간병 통합 서비스의 한계

앞서 설명한 '간호·간병 통합 서비스'는 보호자 없이 환자만 입원하고, 간호사와 간호조무사가 보다 집중적으로 환자를 돌보는 시스템입니다. 그러나 이 서비스는 필수적인 의료적 돌봄에 초점을 맞춘 시스템입니다. 의료진은 식사 보조, 화장실 이동, 환자복 교체, 신체 청결 유지와 같은 기본적인 돌봄은 제공하지만 환자의 개인 물품 관리까지는 담당하지 않습니다. 예를 들어 환자의 기저귀 교체는 의료진이 하지만, 기저귀 자체는 병원이 제공하는 의료 물품이 아니기 때문에 보호자가 직접 준비해야 합니다.

환자의 기저귀, 속옷, 생수, 위생용품 등은 모두 개인 물품에 해당하며, 거동이 불편하거나 불가능한 환자는 직접 구매하러 갈 수 없기 때문에 보호자가 준비해야 합니다. 그러나 간호·간병 통합 서비스 병동은 보호자 면회가 제한된 공간이기 때문에 필요한 물품을 제때 전달받지 못하는 상황이 자주 발생합니다.

실제 병원에서 개인 물품이 전달되는 과정은 다음과 같습니다.

① 환자나 의료진이 보호자에게 필요한 물품을 요청합니다.

② 보호자는 물품을 준비하거나, 병원 내 상점에서 구매합니다.

③ 보호자는 병동에 직접 들어갈 수 없기 때문에 병원 입구의 수위실에 물품을 맡깁니다.

③ 수위실은 해당 병동 의료진에게 물품 도착 사실을 알립니다.

⑤ 의료진이나 보조 인력이 1층으로 내려가 물품을 수령한 후, 환자에게 전달합니다.

이 과정은 환자, 보호자, 의료진 모두에게 부담이 됩니다. 환자는 필요한 물품을 제때 받지 못해 불편을 감수해야 하고, 보호자는 직접 전달하지 못하는 답답함과 병원을 찾아가야 하는 번거로움을 겪습니다. 의료진은 본연의 의료 업무가 아닌 물품 전달을 위한 시간과 노력을 들여야 합니다.

환자 편의의 사각지대

사람은 단순히 생존을 넘어, 삶의 질을 높여주는 다양한 서비스를 필요로 합니다. 하지만 병원은 '필수적인 의료적 돌봄'에 초점을 맞춘 공간이다 보니, 환자 편의를 위한 서비스에는 자연스럽게 사각지대가 생기기 마련입니다. 몸이 불편한 환자는 직접 물품을 구매하기 어렵고, 결국 누군가의 도움을 기다릴 수밖에 없는 상황에 자주 놓이게 됩니다.

저 역시 오랜 시간 의사로 일하며 그런 불편과 어려움을 잘 알고 있다고 생각해 왔습니다. 그런데 제가 직접 보호자 입장이 되어 보니, 그 불편은 상상보다 훨씬 더 힘겨운 것이었습니다. 아이가 입원했을 때, 며칠째 잠도 제대로 못 잔 상황에서 물티슈가 떨어졌습니다.

'아이를 침대에 두고 편의점에 다녀올까? 그런데 아이가 자다가 깨서 침대에서 내려오다 다치면 어떡하지? 데려가자니, 아파서 칭얼거릴 텐데……. 유모차에 태우고 수액 거치대까지 끌고 가야 하나…….'

아이의 아픈 모습만으로도 이미 마음이 무너지는 상황에서 물티슈 하나 사러 가는 일조차 이렇게 막막하고 서러울 줄은 몰랐습니다.

이런 일은 환자들에게도 흔히 일어납니다. 어느 병동에서는 한 어르신이 간호사에게 "선생님, 시원한 콜라가 너무 마시고 싶은데

제가 갈 수가 없어요. 콜라 한 캔만 사다 주시면 안 될까요?" 하며 조심스레 현금을 건넨 일이 있었습니다. 해당 간호사는 자신의 휴식 시간을 줄여 직접 콜라를 사다 드렸다고 합니다.

이런 상황을 마주할 때 의료진 입장에서는 환자의 개인적인 편의를 도와드리고 싶은 마음이 굴뚝같지만, 현실은 본연의 의료 업무만으로도 이미 인력이 빠듯한 상황입니다. 바로 이 지점에서 저희는 로봇 도입의 필요성을 고민하게 되었습니다.

환자용 물품 배송이 쉽지 않은 이유

인천국제공항에서는 QR 코드를 활용해 모바일로 커피를 주문하면, 로봇이 배달해 주는 서비스가 운영되고 있습니다. 이런 사례를 보면 병원에서도 유사한 방식이 가능하지 않을까 생각할 수 있지만, 현실적으로는 여러 가지 난관이 존재합니다.

첫 번째 문제는 고령 환자의 디지털 접근성입니다. "고령 환자도 QR 링크를 통해 모바일로 주문하고, 결제까지 할 수 있을까?" 물론 디지털에 익숙한 어르신도 계시지만, 평균적으로는 모바일 주문이 어려운 경우가 더 많습니다. 이 문제를 해결하기 위해 저희는 보호자가 원격으로 주문할 수 있는 시스템을 구축하고 있습니다. 간호·간병 통합 서비스 병동에 입원한 환자의 보호자에게 병동과 병상 정보를 반영한 모바일 주문 링크를 알림톡으로 전송하면, 보호자는 병원에 오지 않고도 필요한 물품을 원격으로 주문할 수 있습니다. 주문 완료된 물품은 병원 내 상점에서 준비되고, 로봇이 직접 환자에게 배송하는 방식입니다.

두 번째 문제는 병원 내 상점 점주의 협조 여부입니다. 초기에는 편의점이나 의료기상사 등 필수 물품을 판매하는 점포의 협력을 기대했습니다. 그러나 현재 로봇 배송에 호의적인 점주는 카페한 곳뿐입니다. 편의점 점주와 협의 중이지만, 각 상점 입장에서는 물건 하나 더 판매하기 위해 앱으로 주문을 받고, 로봇을 호출하고, 물건을 포장해서 보내는 과정이 번거롭다고 느낄 수 있습니다.

게다가 지금은 테스트 기간이라 로봇 배송비를 점주나 환자에게 받지 않고 운영 중이지만, 서비스가 지속되려면 누군가가 비용을 부담해야 합니다. 점주 입장에서는 로봇 사용에 따른 추가 비용이 부담스럽고, 로봇 제조사의 비즈니스 모델이 명확하지 않아누가 주도적으로 계약을 맺고 운영할지 불분명하다는 것도 현실적인 걸림돌입니다.

세 번째 고민은 로봇 배송을 위해 병원의 한정된 엘리베이터 자원을 어떻게 배정할 것인가 하는 문제입니다. 현재는 혼잡도를 고려해 오후 4시부터 6시 사이, 비교적 한산한 시간에만 배송을 진행하고 있습니다. 또한 어떤 물품이 엘리베이터를 이용할 만큼 '배송 가치'가 있는지도 고민해야 합니다. 예를 들어 성인용 기저귀, 물티슈, 생수 같은 필수 물품은 로봇 배송이 필요하다고 판단했지만, 현재 로봇 배송을 희망하는 점포는 카페 한 곳뿐이라는 점이 현실적인 문제였습니다.

사실 저는 음료 배송에 반대하는 입장이었습니다. '커피 한 잔 때문에 휠체어를 탄 환자가 엘리베이터를 더 오래 기다리게 해서는 안 된다'는 생각 때문이었습니다. 그런데 바로 다음 날, 제 생각은 완전히 바뀌었습니다. 엘리베이터 앞에서 숨을 가쁘게 몰아쉬며 수액 거치대를 밀고, 한 손에는 아이스 아메리카노를 들고 계신 70대 환자분을 마주쳤습니다. 잠시 후에는, 수술한 지 며칠 안 되었는지 복대를 차고 피 주머니를 달고 있는 또 다른 환자분도 아메리카노를 들고 오셨습니다.

그 순간 저는 깨달았습니다.

'환자분들도 커피가 정말 마시고 싶을 수 있구나. 아프고 지치는 시간을 보내는 중에, 커피 한 잔이 작지만 따뜻한 위로가 될 수 있겠구나.'

그날 이후로, 저는 큰 혼잡만 일으키지 않는다면 음료 배송도 충분히 가치 있는 서비스라고 판단해 시작하게 되었습니다. 그러나 좋은 취지에도 불구하고 오후 시간에만 제한적으로 운영되는 상황이다 보니 실제 이용 건수는 많지 않아, 이대로라면 곧 중단될지도 모르는 서비스가 되어버렸습니다.

저는 이 비즈니스 모델이 잘 다듬어져서, 의료진이 직접 해결하기 어려운 '환자 편의의 사각지대'를 메워줄 수 있는 기업이 나타나기를 기대하고 있습니다.

로봇이 인간에게 주는 가치는
'일'만이 아니다

병원에서 로봇과 사진을 찍는 사람들

앞서 소개한 커피 배달 로봇은 단순히 물건을 전달하는 기계를 넘어, 환자들에게 정신적인 위안을 전해주는 존재로도 볼 수 있습니다. 처음에는 저도 로봇을 그저 업무 효율을 높이는 도구로만 생각했습니다. 하지만 실제로 로봇을 활용해 보니, 반복적인 일을 대신해 주는 것뿐만 아니라 사람들에게 감정적인 안정과 즐거움도 전할 수 있다는 사실을 체감하게 되었습니다.

안내 로봇의 사례도 마찬가지입니다. 초기에는 안내 수요가 많을 것으로 예상해 총 3대를 도입했지만, 실제로 사용해 보니 예상보다 안내 기능 사용 건수가 많지 않았습니다. 또한 고령 환자를 고려해 환자가 직접 조작하지 않아도 안내받을 수 있는 시나리오를 설계했더니, 오히려 로봇을 직접 조작해 보고 싶어 했던 어린이와 젊은 환자들은 아쉬움을 나타내기도 했습니다.

이러한 피드백을 반영해 남은 로봇 한 대는 '크루즈 모드'로 전환하여 병원 로비에서 누구나 자유롭게 이용할 수 있도록 설정했습니다. 이 로봇은 단순한 길 안내 외에도 사진 촬영 기능을 제공합니다. 이용자는 원하는 배경 그림과 문구를 로봇 화면에 띄운 뒤, 로봇과 함께 사진을 찍거나 로봇에게 사진 촬영을 요청해 이메일로 받아볼 수도 있습니다.

흥미로운 점은, 이 사진 촬영 서비스의 월 이용 건수가 약 400~500건에 이르며, 길 안내 서비스(월 100~200건)보다 훨씬 많았다는 사실입니다. 병원이라는 공간은 보통 아플 때 방문하는 곳인데도, 로봇을 통해 작지만 의미 있는 즐거움을 경험하는 사람들이 이토록 많다는 사실은 매우 인상 깊었습니다.

오른쪽 사진은 근무 중 제 아들에게서 받은 메시지입니다. 아들이 진료를 받고 집으로 가는 길에, 로봇 화면에 '사랑해'라는 문구를 띄우고 로봇과 함께 사진을 찍어 제게 보내온 것이었습니다. 아이들은 로봇 사용법을 따로 가르쳐 주지 않아도, 직접 만져보며 금세 기능을 익힌다는 사실을 새삼 느낄 수 있었습니다.

현재 저희는 로봇이 인간의 업무를 직접 대행한 건수만 서비스 통계로 집계하고 있기 때문에 사진 촬영 이용 건수는 공식 통계에는 포함되지 않습니다. 그러나 앞으로 로봇이 정서적 지원 기능을

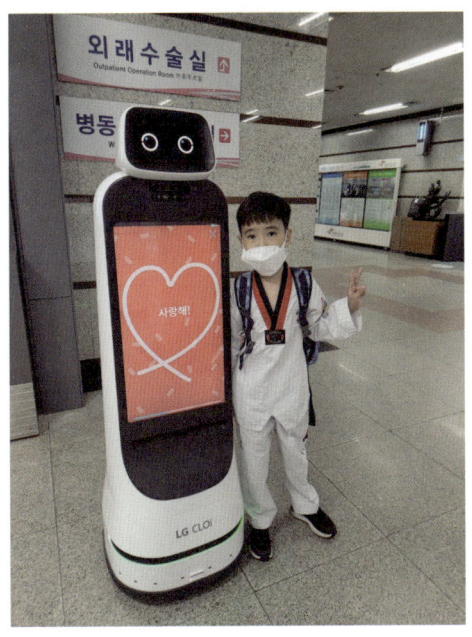

[3-7] 로봇에 직접 메시지를 넣고 함께 사진 찍는 아이

더 많이 수행하게 된다면 서비스 건수 집계 방식도 새롭게 고민해야 할지도 모르겠습니다.

어린이날과 크리스마스를 병원에서 보내는 아이들
—

병원에서는 어린이날이나 크리스마스처럼 즐거워야 할 날에도 병상에 있는 아이들을 위해 작지만 따뜻한 선물을 전달하는 이벤트를 종종 엽니다. 그리고 '로봇을 가장 좋아하는 존재는 아이들'이라는 점에서 '선물을 로봇이 직접 전달하면 어떨까?' 하는 아이디어가 자연스럽게 떠올랐습니다. 그렇게 처음으로 크리스마스 선물을 로봇으로 배송했던 날, 커맨드센터의 김영미 부센터장님은 행사를 마친 직후 이렇게 말했습니다.

"준비 과정이 너무 힘들어서, 다시는 못 할 것 같아요."

실제로 준비해야 할 것이 너무 많았습니다. 로봇이 병동까지 찾아갈 수 있도록 새로운 동선 맵핑을 설정해야 했고, 산타 망토와 모자를 씌우기 위해 직접 소품을 사야 했습니다. 사람과 달리 네

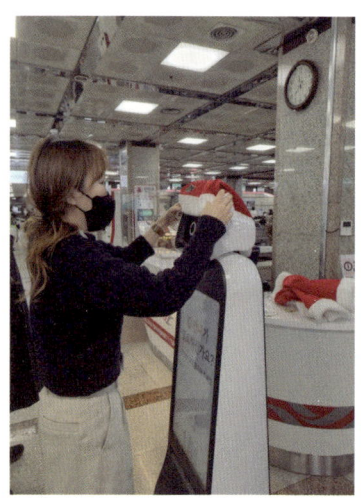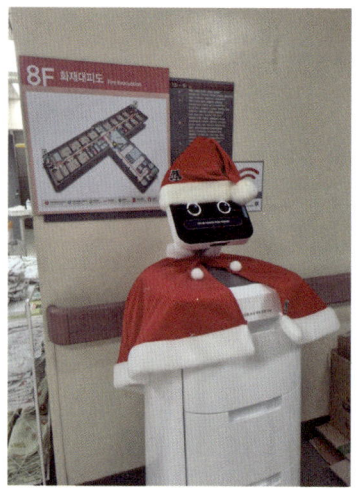

[3-8] 실제 크리스마스 행사 준비 모습

모난 로봇의 머리에 모자를 씌우려면, 로봇의 머리 형태에 맞게 모자가 흘러내리지 않도록 내부 지지대까지 제작해야 했습니다.

그런데 예상치 못한 문제가 하나 더 있었습니다. 저희 병원의 배송 로봇은 목적지에 도착하면 머리 부분이 뒤집히는 구조였기 때문에 잘 씌워 놓은 산타 모자가 아래로 가 턱수염처럼 되어버리는 웃지 못할 상황이 벌어지곤 했습니다.

이처럼 우여곡절은 많았지만 행사 당일 아이들의 환한 미소와 부모님들의 따뜻한 감사 인사 덕분에, 이 이벤트는 단 한 번의 시도로 끝나지 않고 여러 번 이어졌습니다.

크리스마스나 어린이날에 로봇이 선물을 가져다주면, 아이들뿐만 아니라 보호자들까지도 환하게 웃는 모습을 자주 보게 됩니다. 아픈 와중에도 받는 작은 선물 하나가 주는 감동과 위로는 생각보다 큰 힘이 되는 듯했고, 저희 역시 그 모습을 보며 큰 기쁨을 느낄 수 있었습니다.

2024년, 저희 병원은 그동안의 로봇 운영 경험을 바탕으로 다른 병원으로 로봇 활용을 확산하는 국책 과제를 수행했습니다. 그 과정에서 약제 배송 로봇을 운영 중인 타 병원 실무진의 인터뷰 결과를 받았는데, 그 내용을 읽다가 저도 모르게 웃음이 터졌습니다.

"크리스마스에 로봇을 활용해 감성 서비스를 시도했는데, 로봇에 산타 옷을 입히는 일이 너무 힘들었다"는 피드백이 있었던 것입니다. 병원마다 사용하는 로봇의 형태가 달랐음에도, "로봇 전

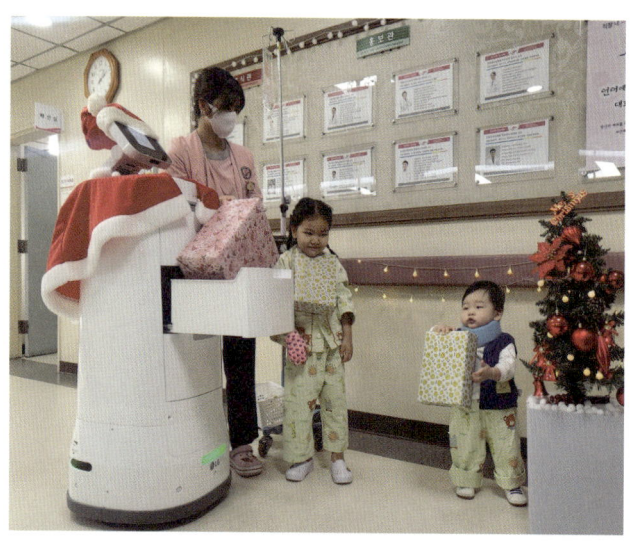

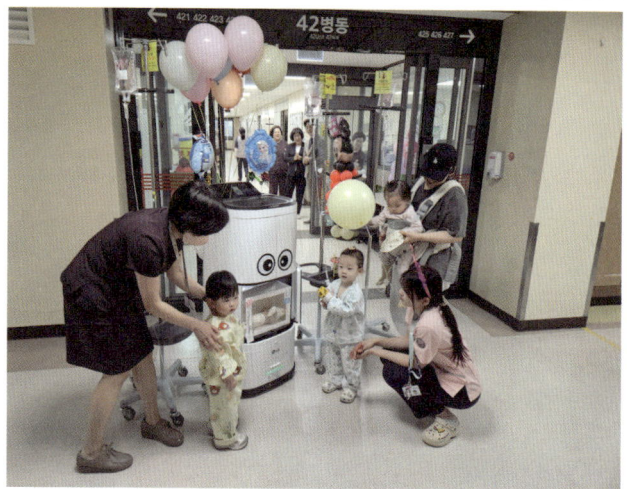

[3-9] 크리스마스, 어린이날에 로봇으로 선물을 받는 어린이들의 모습

병원이 로봇을 만났을 때

용 산타 옷이 있으면 좋겠다"는 비슷한 요구가 나왔다는 점에 웃음이 났습니다.

이런 피드백을 로봇 제조사와의 미팅 자리에서 공유한 적이 있습니다.

"특별한 날을 위한 로봇 전용 의상이나 장식이 제공된다면, 많은 소비자가 반길 것입니다. 또한 이런 감성적 요소는 곧 브랜드 차별화로도 이어질 수 있을 겁니다."

하지만 당시 제조사는 이에 크게 공감하지 않는 분위기였습니다. 아마도 여전히 로봇을 '기능적 도구'로만 인식하고 있었기 때문일 것입니다. 그러나 실제 현장에서는 많은 사람들이 로봇에게서 단순한 업무 수행을 넘어, 귀여움이나 친밀감 같은 정서적 지지를 기대하고 있다는 사실을 확인하고 있습니다.

정서적 위안을 주는 로봇

로봇을 가장 좋아하는 건 아이들이지만 고령층 역시 로봇에 대한 관심이 높습니다. 처음에는 '건드려도 되나?' '괜히 만졌다가 고장 나면 어쩌지?' 하며 조심스러워하시지만, 막상 로봇을 마주하면 호기심을 감추지 못하는 모습을 자주 보게 됩니다. 저도 종종 로봇과 어르신이 함께 엘리베이터를 타는 장면을 목격합니다. 로봇이 "엘리베이터에 탑승하겠습니다"라고 말하면, 어르신들은 문

열림 버튼을 눌러주며 로봇을 챙기듯 반응하시곤 합니다. 로봇이 내릴 때도 마찬가지입니다. "버튼을 눌러주지 않아도 혼자 잘 타고 내릴 수 있어요"라고 알려드리면, 놀라워하면서도 한층 더 관심을 갖고 바라보십니다.

한번은 엘리베이터 안에서 한 할머님이 로봇에게 말을 거셨습니다.

"넌 어디 가니? 아, 여기 10층이라고 써 있구나. 뭘 가지고 가는 거야? 약이니? 내 약도 거기 있어?"

하지만 대화 기능이 없는 로봇은 아무런 반응이 없었고, 저는 민망해져 "어머님, 죄송해요. 이 로봇은 질문에는 답을 못해요"라고 말씀드렸습니다. 그러자 할머님은 웃으며 "나도 알아요" 하시더니, 여전히 로봇을 향해 "너 아주 똑똑하다, 기특해"라고 따뜻한 칭찬을 건네셨습니다.

그 이후로는 환자분들이 로봇에게 말을 거실 때 굳이 설명하지 않고 그저 함께 듣거나, 제가 대신 대답해 드리기도 합니다. 단순 배송 업무를 수행하는 로봇일 뿐인데도, 사람들은 로봇과 마주할 때 자연스럽게 정서적 반응을 보이며 교감하고 있었습니다.

물론, 이러한 교감이 혹시 부정적인 영향을 주지는 않을까 하는 걱정도 있을 수 있습니다. 실제로 간호·간병 통합 서비스 병동에 환자 침대 옆에서 안내 영상을 보여주는 로봇 서비스를 도입했을 당시, 일부 의료진은 걱정스러운 반응을 보였습니다.

"너무 비인간적인 서비스라고 느끼시면 어떡하죠?"

그러나 입원 환자 147명(평균 연령 62세)을 대상으로 진행한 설문 조사 결과, 94%가 "로봇 서비스가 도움이 되었고 만족스럽다"라고 응답했으며, 거부감을 보인 환자는 단 한 명뿐이었습니다. 자유 응답 중에는 "의사나 간호사가 바빠서 자주 보기 어려운데, 로봇이 신경 써주는 것 같아 좋았다", "로봇을 처음 사용해 봤는데 뿌듯했고, 나도 잘 사용할 수 있을 것 같았다"와 같은 긍정적인 반응이 많았습니다.

이 서비스는 의료진이 환자를 직접 돌보는 시간을 줄인 것이 아니라, 기존 의료 서비스에 로봇을 '추가'한 형태였기 때문에 더 긍

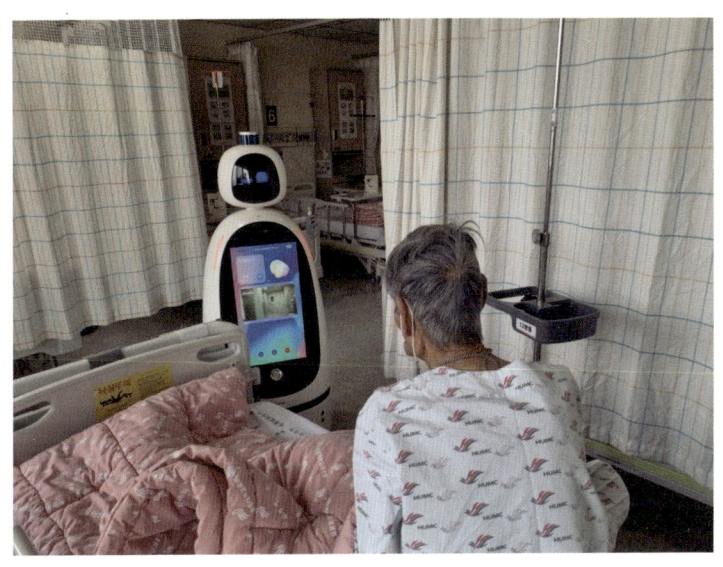

[3-10] 환자의 침상 옆으로 찾아가 검사 안내 영상을 보여드리는 로봇

정적인 평가를 받을 수 있었던 것으로 보입니다.

저희 병원은 현재 환자의 가정에 설치해 드리는 홈케어 로봇 50대도 보유하고 있습니다. 이를 통해 병원이 아닌 공간에서도 로봇의 활용 가능성에 꾸준히 관심을 갖고 있습니다. 특히 노인 1인 가구의 경우, 약 복용 시간을 알려주거나 위기 상황을 감지하는 기능보다도 말벗이 되어주고 원하는 노래를 찾아 들려주는 기능이 더 중요한 역할이 될 수 있겠다는 생각을 하게 되었습니다.

앞으로 로봇과 인간의 관계는 앞으로 어디까지 발전할 수 있을까요? 정서적 반응을 이해하고 표현하는 인공지능 기술이 발전함에 따라, 로봇은 단순한 기계를 넘어 우리 삶 속에서 '정서적 동반자'로 더욱 깊이 자리 잡게 될지도 모릅니다.

애칭으로 불리는 로봇들

———

저희 병원에서는 새로운 로봇이 도입될 때마다 직원들을 대상으로 '로봇 이름 공모전'을 엽니다. 기존 로봇들과의 통일성을 유지하면서도, 각 로봇의 역할이 직관적으로 드러나는 친숙한 애칭을 선정해 이름표를 붙이고 관리합니다. 그 결과, 현재 저희 병원에서 활동 중인 로봇들의 이름은 다음과 같습니다.

- '나르미' – 약제 등 물품을 나르는 배송 로봇

- '성심이' – 환자를 맞이하는 안내 로봇

- '깔끄미' – 병동을 소독하는 방역 로봇

- '만능이' – 다양한 업무를 지원하는 다기능 로봇

- '이음이' – 본관과 별관을 오가며 물품을 실어 나르는 실외 배송 로봇

이처럼 '우리 병원만의 로봇 애칭 문화'는 다른 병원에서도 활발히 활용되고 있습니다. 예를 들어 '삼월이' '사월이' 같은 정겨운 이름부터 '짐캐리(포터 로봇)' 같은 위트 있는 이름까지 등장하고 있습니다. 외국의 병원에서는 '사람(Human)+로봇(Robot)=휴봇(HuBot)'과 같은 이름을 붙이기도 합니다.

로봇에 애칭을 붙이는 일은 단순한 재미를 넘어, 실용성과 관리 효율성까지 높여 줍니다. 예를 들어, 로봇 통합 관제 시스템에서도 이 애칭을 그대로 사용하기 때문에 "약제 나르미 5호에 문제가 발생했다"는 식으로 상태를 직관적으로 파악하고 신속히 조치할 수 있습니다. 만약 로봇 제조사에서 정한 복잡한 모델명을 그대로 사용했다면, 서로 다른 형식의 이름들로 인해 관리가 훨씬 어려웠을 것입니다.

이러한 애칭은 로봇과 사람 사이의 정서적 거리감도 좁혀 줍니다. 직원들뿐만 아니라 환자와 보호자도 로봇을 더 친근하게 받아들이게 됩니다. 입원 중인 아이가 "나르미다!" 하고 반갑게 외치거나 보호자가 웃으며 로봇에게 손을 흔드는 모습을 보면, 소소한 이름 하나가 만드는 정서적 연결의 힘을 실감하게 됩니다.

최근 시행한 실외 배송 로봇 이름 공모전에는 전 직원의 10%에 가까운 180건 이상의 응모가 접수되었고, 이를 통해 직원들의 관심과 애정을 확인할 수 있었습니다.

이런 흐름은 병원 로봇에만 국한되지 않습니다. 얼마 전 "LG"에서 가정용 로봇 'Q9'을 테스트 가정에 배포했다가 회수하는 과정에서, 아이들이 로봇과의 이별을 아쉬워해 수거가 어려웠다는 일화가 화제가 되기도 했습니다. 그중 한 로봇에는 '가람아, 사랑해… 안녕'이라는 메모지가 붙어 있었다고 합니다.

사람들은 로봇에게 이름을 붙이고, '나'를 이해해 주고 맞춤형 기능을 제공해 주기를 기대합니다. 더 나아가, 특별한 날에는 옷을 입혀 주고 싶을 만큼 정서적인 교감을 느끼기도 합니다. 이 모든 현상은 로봇이 점점 기계 그 이상의 존재, 반려동물처럼 감정을 주고받는 존재인 '반려 로봇'으로 인식되고 있음을 보여줍니다.

그래서 로봇의 '눈'이 중요하다

———

2023년 5월, 덴마크 공영방송 TV2의 한 기자가 저희 병원의 로봇 운영 현장을 취재하러 방문한 적이 있습니다. 당시 저는 덴마크에 가본 적도 없었고, 그 나라의 서비스 로봇 활용 실태에 대해서도 잘 알지 못했습니다. 기자는 로봇에 대한 관심이 높은 오덴세(Odense)에 본사가 있음에도 병원에서 이처럼 다양한 서비스 로봇을 적극적으로 운용하는 사례는 드물다며 큰 흥미를 보였고, 예정된 시간을 훌쩍 넘겨 인터뷰와 촬영이 이어졌습니다.

그런데 모든 로봇을 둘러본 뒤, 기자는 뜻밖의 질문을 던졌습니다.

"당신들의 로봇은 왜 모두 눈이 있습니까?"

순간 당황스러웠습니다. '눈이 없는 로봇도 있나?'라는 생각이 먼저 들었기 때문입니다.

물론 '기계적 의미의 눈', 즉 환경을 인식하는 카메라 센서는 거의 모든 로봇에 달려 있습니다. 그러나 기자의 질문은 그게 아니었습니다. 로봇의 디스플레이 화면에 표현된 '눈 모양', 그 비기능적인 장치가 왜 존재하느냐는 것이었습니다.

저희 병원의 경우 고중량 배송 로봇과 청소 로봇을 제외한 모든 로봇이 눈을 가지고 있습니다. 특히 안내 로봇과 다기능 로봇에는 눈을 표현하기 위한 전용 디스플레이 장치가 별도로 장착되어 있습니다. 기능적으로 보면, 이 눈 모양은 로봇의 주행이나 배송 성능에 아무런 영향을 주지 않습니다. 그런데도 추가 비용을 들여 눈을 달아준 이유는 무엇일까요? 기자의 질문 덕분에 저희도 처음으로 이 주제를 진지하게 고민해 보게 되었습니다.

그날, 저는 이렇게 대답했습니다.

"사람과 함께 살아가는 서비스 로봇이기 때문입니다."

저희 병원의 배송 로봇은 눈 디자인이 정말 예술입니다. 웃는 눈, 궁금한 눈, 하트가 뿅뿅 튀는 눈 등 상황에 따라 달라지는 표정

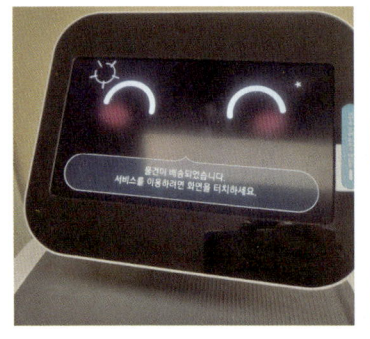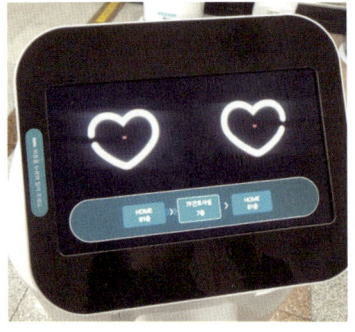

[3-11] 배송 로봇의 사랑스러운 눈

은 너무 과하지 않으면서도 귀엽고 친숙한 인상을 줍니다.

가끔 로봇이 제 앞을 가로막거나, 로봇이 엘리베이터에 타도록 잠시 대기해야 할 때가 있습니다. 그럴 때 로봇의 친절한 음성과 귀여운 눈웃음은 사람의 짜증을 누그러뜨리는 데 의외로 큰 역할을 합니다. 실제로 저희가 이 로봇에서 가장 좋아했던 기능도 바로 이 '눈'이었습니다. 그래서 다음 버전에서 눈 디자인이 바뀌었을 때는 조금 아쉬운 마음이 들 정도였습니다.

물론, 눈 디자인이 항상 긍정적인 반응만을 이끌어내는 것은 아닙니다. 예를 들어 병동에서 사용하는 다기능 로봇은 원래 스마트 공장의 순찰 로봇을 활용한 것이어서, 영상 안내 기능 외에도 야간에 병동 복도를 순찰하는 기능을 시험 도입해 보았습니다. 그런데 어느 환자분이 "밤에 파란 눈을 동그랗게 뜬 로봇이 돌아다녀서 무섭다"라고 하셨습니다. 그 피드백을 받고 즉시 순찰 기능을

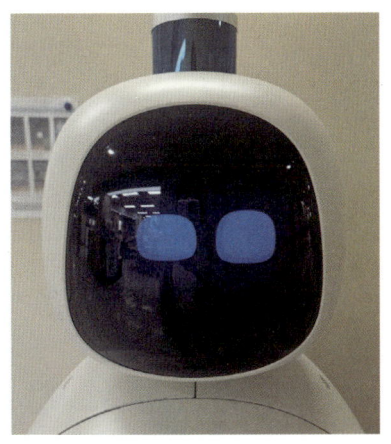

[3-12] 순찰 로봇의 차가운 느낌의 눈

중단했습니다.

이후 제조사에 문의했더니, 순찰 기능이라 어둠 속에서 무섭게 느껴질 수 있도록 디자인했다는 답변이 왔습니다. 그래서 병원에서 돌아다닐 로봇은 눈 디자인을 좀 더 부드럽게 바꿀 수 있을지 여러 차례 논의를 해봤지만, 눈 디자인은 아주 미세한 차이에도 인상이 크게 달라져 결국 최적의 대안을 찾지 못하고 실패로 끝난 바 있습니다.

비슷한 일이 홈케어 로봇에서도 있었습니다. 낮에는 연두색 동그란 눈을 깜빡이는 모습이 귀엽다는 평이 많았지만, 어느 환자분은 "밤에 화장실 가다 눈이 너무 무서워서 꺼버렸다"고 하시기도 했습니다.

제가 이렇게 '로봇의 눈' 이야기를 길게 하는 이유는 단 하나입니다. 바로 "로봇과 인간 사이의 정서적 반응은 반드시 고려되어야 한다"는 점을 강조하기 위함입니다. 로봇의 눈, 표정, 몸짓처럼 비언어적 디자인 요소들이 어색하거나 부자연스럽다면, 사람들은 '불쾌한 골짜기(uncanny valley)*'를 경험하며 이질감과 거부감을 느낄 수 있습니다.

로봇 박람회에 가면 "이건 좀 아닌데……" 싶은 로봇들을 종종 마주하게 됩니다. 앞으로 로봇이 일상 공간에서 사람과 자연스럽게 상호 작용하려면 '기술적 완성도'만큼이나 사람 중심의 디자인, 특히 정서적 디테일을 얼마나 세심하게 설계했는지가 중요한 평가 기준이 될 것입니다.

---

* 인간과 닮은 로봇이 실제 인간과 미묘하게 다를 때, 오히려 더 불쾌함을 느끼는 심리적 현상.

제1장

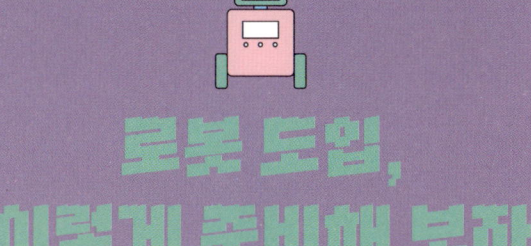

로봇 도입,
이렇게 준비해 보자

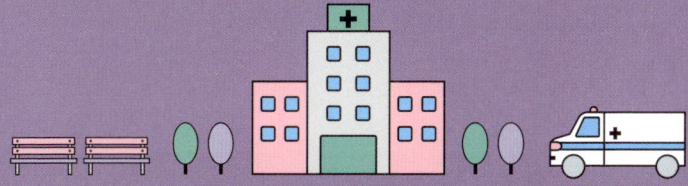

0단계 -
나를 알기

"우리 조직에도 로봇을 한번 도입해 볼까?"라는 가벼운 고민에서 출발했지만, 막상 들여다보면 예상보다 고려할 요소가 많고 예상치 못한 변수도 적지 않아 복잡하고 부담스럽게 느껴질 수 있습니다. 하지만 도입 전에 충분히 정보를 수집하고 고민해 본다면, 시행착오를 줄이고 보다 효율적으로 운영할 수 있습니다.

이제부터는 서비스 로봇 도입을 처음 검토하는 실무자의 입장에서, 필요한 내용을 A부터 Z까지 하나씩 정리해 보겠습니다

우리는 왜 로봇을 도입하려고 하는가

———

"지피지기면 백전불태."

너무 자주 들어 익숙하지만, 로봇 도입을 고민하는 조직이라면 반드시 짚고 넘어가야 할 말입니다. 많은 병원과 기업이 로봇을 도입하고 싶어 하지만, 막상 "왜 로봇이 필요한가요?"라는 질문을 던지면 기대 효과나 목표에 대해 구체적으로 답하지 못하는 경우가 많습니다. 인력, 비용, 공간 등 많은 자원을 들여 로봇 도입을 추진하면서도 "요즘 로봇이 대세니까 뒤처지지 않으려면 우리도 로봇이 있어야 하지 않을까?", "인력이 부족하니 도움이 되지 않을까?" 하는 식의 막연한 동기로 출발하는 경우가 의외로 많습니다.

예를 들어 누군가 "저는 너무 힘들어요. 행복해지고 싶어요"라고 말한다면, 도와주고 싶어도 무엇부터 해야 할지 막막할 수밖에 없습니다. 경제적인 문제라면 저축이나 투자를, 가족 간 갈등이라면 상담을, 적성 문제라면 진로 탐색처럼 문제의 본질을 알아야 해결책도 찾을 수 있습니다.

로봇 도입도 마찬가지입니다. "저희 조직은 너무 힘들어요. 로봇이 필요해요." 이 말만으로는 어디에, 어떤 방식으로 로봇을 활용해야 할지 방향을 잡기 어렵습니다.

다음과 같은 질문에 대해 명확한 답을 갖고 있어야 합니다.

- 로봇을 구체적으로 어떤 업무에 활용하려는가?
- 로봇 도입을 통해 기대하는 목표는 무엇인가?
- 어떤 결과가 나와야 '성공적인 도입'이라고 평가할 수 있는가?

이런 요소들을 명확히 정의하지 않으면, 로봇을 도입하더라도 효과적인 운영 전략을 세우기 어렵고 기대한 성과도 얻기 힘듭니다.

혹시 "꼭 도입하고 싶은 건 아니고, 상사 지시로 알아보는 중입니다"라는 상황이라면 더욱 신중해야 합니다. 상사는 왜 로봇 도입을 지시했을까요? 단순히 유행에 편승하려는 건지, 실제로 해결해야 할 문제가 있어서인지 먼저 짚어 봐야 합니다.

대개는 상사도 로봇에 대해 잘 모르기 때문에 명확한 방향을 제시하지 못하는 경우가 많습니다. 이럴 때는 실무자인 내가 도입 목적과 방향을 먼저 설정하고, 현실적인 조건을 검토한 뒤 상사가 판단할 수 있도록 정보를 제공해야 합니다. 방향 없이 도입한 로봇은 기대에 미치지 못하고, 비용만 낭비한 채 만족할 만한 결과 없이 마무리될 가능성이 큽니다. 결국 로봇 도입을 추진했던 실무자가 책임을 떠안을 수도 있습니다.

도입 초기 단계에서 "왜 로봇을 도입하려 하는가?"라는 질문에 충분한 답을 갖고 있는 것, 가장 중요한 첫걸음입니다.

로봇을 도입하는 다양한 이유

기관마다 로봇을 도입하는 이유는 다양합니다. 몇 가지 대표적인 사례를 살펴보겠습니다.

① 최첨단 기술 활용 이미지 또는 홍보 목적

일부 기관은 "우리는 최첨단 기술을 잘 활용하는 멋진 조직입니다"라는 이미지를 강조하기 위해 로봇을 도입하기도 합니다. AI 기술은 아무리 뛰어나도 눈에 보이지 않아 체감하기 어렵지만, 로봇은 눈에 보이는 곳에서 돌아다니니 첨단 기술을 활용하고 있음을 직접적으로 보여줄 수 있는 도구가 됩니다. 이러한 특성을 활용해 로비에 안내 로봇을 배치하여 홍보와 안내 목적으로 활용하거나 방역 로봇을 운영하여 보다 안전한 환경을 강조하기도 합니다.

특히 코로나19 유행 시기에는 감염병에 대한 불안감이 커지면서 방역 로봇 수요가 급증했습니다. 로봇이 병원 내를 돌아다니는 모습만으로도 심리적 안정감을 준다는 반응도 많았습니다. 다만 방역 로봇이 실제로 감염 확산을 막아준다거나, 의료진의 방역 업무를 실질적으로 줄여준다는 의학적 근거는 아직 부족한 경우가 많습니다. 결국 이러한 로봇의 주된 역할은 실질적인 방역보다는 홍보적, 심리적 효과에 가깝다고 볼 수 있습니다.

'눈에 띄는 것' 자체가 목적이라면 로봇의 기능에 대한 기대치가 크지 않기 때문에 오히려 만족도가 높을 수도 있습니다. 하지만 단순 홍보 목적이라 하더라도 도입 비용과 유지 관리 부담이 크기 때문에 신중한 접근이 필요합니다.

② 로봇을 경험해 보는 것 자체가 목적인 경우

로봇이 점차 일상에 가까워지면서, 직접 사용해 보고 다음 단계를 준비하기 위해 도입하는 경우도 있습니다. 기업에서 커피, 도시락, 택배 등의 사내 물품 배송에 로봇을 활용하는 사례가 이에 해당합니다. 실내 배송을 로봇에게 맡겨 사람의 업무를 줄인 것처럼 보이기도 하지만, 사내 배송은 호텔 룸서비스와 같은 필수 서비스가 아니며, 로봇 운영 비용을 누가 부담할 것인지 등 비즈니스 모델이 명확하지 않아 '체험' 목적에 가깝다고 볼 수 있습니다.

하지만 단순한 체험을 위해 고가의 로봇을 도입하고 유지하는 것은 일반 기업에서는 쉽지 않은 선택입니다. 연구나 교육 목적으로 로봇을 도입하는 사례도 '로봇을 경험해 보기 위한' 성격이 강한데, 명확한 활용 계획 없이 로봇만 덜컥 도입한다면 기대한 학습 효과를 얻기 어려울 수 있습니다.

③ 인력 부족 해소 및 생산성 향상 목적

병원, 호텔, 식당처럼 현장에서 인력이 부족한 조직에서는 업무 효율을 높이기 위해 로봇을 도입하는 경우가 많습니다. 이 경우에는 도입 전 기대했던 효과와 실제 운영 결과 간의 차이를 정확히 분석할 필요가 있습니다. '어떤 인력'의 부족을 보완하려는 것인지, 로봇이 그 업무를 실질적으로 대체할 수 있는지를 면밀히 살펴봐야 합니다.

예를 들어 "의사가 부족한 상황에서 수술 로봇을 도입하면 도움이 될까요?"라는 질문에 대부분의 의료인은 "아니오"라고 답할 것입니다. 수술용 로봇은 의사를 대신해 수술을 하는 것이 아니라, 의사가 로봇 팔을 조작해 환자 몸 안의 좁은 공간에서도 정교한 수술을 할 수 있도록 돕는 보조 도구이기 때문입니다. 결국 숙련된 수술 인력이 없으면 로봇이 있어도 수술 자체가 불가능하므로 수술 로봇이 의사의 부족 문제를 해결해 주진 못합니다.

또한 로봇이 특정 업무의 일부를 대신하더라도, 기대만큼의 효과를 얻지 못하는 경우도 많습니다. 현재의 서비스 로봇은 인간이 수행하는 다양한 업무 중 '일부 반복적인 작업'만 대체할 수 있습니다. 따라서 특정 직무의 일부를 덜어준다고 해도 남은 업무량이 여전히 많다면 인건비 절감으로 이어지지 않을 수 있으며, 로봇의 도움을 받은 직원의 업무 만족도 역시 즉각적으로 개선되긴 어렵습니다.

하지만 다양한 로봇을 활용해 불필요한 업무를 점진적으로 줄여나간다면, 전체적인 업무 부담을 덜고 직원의 집중력이나 만족도를 높이는 데는 기여할 수 있을 것입니다. 예를 들어 로봇 청소기 하나로 모든 집안일에서 해방되기는 어렵지만 청소기, 식기세척기, 세탁기, 건조기, 전자레인지 등을 함께 활용하면 각각의 가전제품이 조금씩 집안일을 덜어주어, 전체 가사노동이 줄고 삶의 질이 향상되는 것과 비슷한 원리입니다.

이러한 점을 종합적으로 고려할 때 로봇으로 '의사를 대신하겠다' '간호사 이직률을 낮추겠다' '보조 인력을 감축하겠다'와 같은 과도한 목표 설정은 현실적이지 않습니다. 현재의 로봇이 무엇을 할 수 있는지 명확히 알고, 현실적인 기대치를 설정해야 합니다.

로봇 도입 시 고려해야 할 비용과 준비사항
——

로봇 도입에는 적지 않은 비용과 준비가 필요합니다. 우리 조직이 이에 얼마나 준비되어 있는지를 면밀히 검토해야 로봇 도입의 현실적 가능성을 판단하는 단계로 넘어갈 수 있습니다.

가장 중요한 요소는 로봇 활용을 위한 예산 확보입니다. 예산 규모에 따라 도입 가능한 로봇의 수는 물론, 제공할 수 있는 서비스의 범위와 종류가 결정됩니다. 도입 초기에는 단순히 로봇 구매 비용 외에도 맵핑, 충전소 설치, 자동문 교체, 엘리베이터 및 출입문 연동 시스템 구축 등 추가적인 인프라 구축 비용이 발생할 수 있습니다. 또한 로봇을 사용하는 동안에는 통신비, 유지·보수비, 수리비 등 지속적인 운영 비용도 발생합니다.

로봇 도입은 단순한 기계 배치가 아닌, 업무 방식의 변화를 의미합니다. 기존의 업무 방식에 변화가 생기는 일입니다. 실제로 로봇을 사용할 부서와 충분히 의견을 조율하고, 어떤 방식으로 업무 프로세스를 바꿔야 할지 함께 고민해야 합니다. 도입 초기에는 로봇 구매, 설치, 초기 세팅과 관련된 업무를 담당할 전담 인력을 지정해야 합니다. 또한 사용 중 문제가 발생했을 때 누가, 어떻게 대응할 것인지를 미리 정해두고, 고장이나 긴급 상황에 대비한 대응 프로세스도 마련해 두어야 합니다.

로봇 도입 시 공간적 요소도 중요한 고려사항입니다. 충전소와 대기 공간을 확보하고, 실제 운영 환경에 맞는 이동 경로도 설정해야 합니다. 특히 복도나 엘리베이터 등에서 로봇과 사람의 동선이 겹칠 경우, 불편이나 안전사고가 발생할 수 있기 때문에 이에 대한 사전 대책 마련이 필요합니다.

어디에 로봇을 사용할 것인가

———

서비스 로봇을 도입해 생산성을 높이려면, 적절한 로봇 서비스 시나리오를 선정하는 것이 무엇보다 중요합니다. 만약 내가 조직에서 로봇 도입 실무를 맡고 있다면 누가, 무엇을 위해 로봇을 필요로 하는지부터 파악해야 합니다.

사실 대부분의 직원은 로봇을 직접 경험해 본 적이 없어 정확한 요구사항을 제시하기도 어렵습니다. 이런 경우에는 다음과 같은 요소들을 파악하는 것이 중요합니다.

- 업무 부담이 커서 '고양이 손이라도 빌리고 싶은' 절실한 부서는 어디인가?
- 어떤 업무가 가장 힘든가?
- 해당 업무는 얼마나 자주 발생하는가?
- 한 번 수행하는 데 시간이 얼마나 걸리는가?

이러한 정보를 바탕으로 로봇 도입의 기초를 다질 수 있습니다. 커맨드센터에서 저희 병원뿐만 아니라, 서비스 로봇 도입을 검토 중인 다른 병원을 대상으로도 진행해 온 로봇 사용 시나리오 선정 과정은 다음과 같습니다.

① 설문을 통해 원하는 로봇 서비스 파악하기

각 부서가 어떤 로봇 서비스를 희망하는지 설문 등을 통해 조사합니다. 흥미롭게도 대부분의 병원에서 응답 패턴이 비슷하게 나타났습니다. 현실적으로 가능한 업무로는 배송 및 안내 로봇에 대한 요구가 많았습니다. 그러나 아직 기술적으로 불가능한 "주사를 대신 놔 주는 로봇"이나 "환자를 들어 옮겨 주는 로봇"이 필요하다는 의견도 상당히 많이 나왔습니다. 저 역시 그런 로봇이 있으면 좋겠다고 생각하지만 현재 현재 기술로는 구현이 어렵고, 설령 가능하더라도 상용화될 경우 가격이 매우 비쌀 것입니다. 따라서 취합된 의견 중 현재 기술로 실행 가능한 업무를 우선 선정하는 것이 중요합니다. 로봇을 잘 몰라서 어떤 업무가 가능한지 판단하기 어렵다면, 인터넷 검색이나 챗GPT와 같은 도구를 활용해 쉽게 확인할 수 있습니다.

② 업무별 빈도 및 소요 시간 분석

1단계에서 우선 선정한 업무에 대해 누가, 얼마나 자주 수행하고, 한 번 수행하는 데 소요되는 시간이 얼마인지를 확인합니다. 이 과정은 로봇 도입의 비용 대비 효과를 검토하는 핵심 단계입니다.

예시)

- 하루 50건의 배송 업무 중 로봇이 20건을 수행할 수 있다고 가정해 봅시다.

- 1회 배송에 15분이 소요된다면, 하루에 총 300분(5시간)을 절약할 수 있습니다.

- 해당 업무를 병동 보조 인력이 담당하고 있다면, 로봇이 배송 업무를 덜어주어 해당 인력은 그 시간에 환자 이동 보조나 환경 소독 등 다른 업무에 더 집중할 수 있습니다.

이처럼 간단해 보이는 분석도, 실제 데이터를 얻는 데는 어려움이 많습니다. 예를 들어 약제팀에서 병동으로 약을 몇 번 배송하는지 물어보면, 약제팀이나 병동도 정확히 답하지 못하는 경우가 많습니다. 약사 입장에서는 패스박스에 두세 번에 나눠서 넣어 둔 약을 배송 인력이 한 번에 가져갔는지, 여러 번 왔다 갔는지 알 도리가 없습니다. 병동 역시 우리 병동에 약 배송이 몇 번 있었는지도 잘 모르는 경우가 많고, 다른 병동의 상황은 더더욱 파악하기 어렵습니다. 내 근무 시간 중에 배송이 몇 번인지도 잘 모르겠는데, 24시간 돌아가는 병원에서 내가 근무하지 않는 시간에 배송이 몇 번 이루어지는지는 더더욱 알 수가 없습니다.

이처럼 배송 건수가 데이터로 관리되지 않는 경우, 경험자의 답변에 의존해 부정확한 추산을 하게 됩니다. 설문을 통해 값을 얻기 어렵다면, 대략적인 업무량을 측정해 봐야 합니다.

③ 현장 진단 및 인프라 확인

현장을 방문하여 공간과 인프라 측면에서 로봇이 수행하기 어려운 업무를 배제하고, 난이도가 높은 업무를 사전에 확인합니다.

- 로봇 이동 경로에 계단이나 닫힌 수동식 문이 있다면 로봇 활용이 불가능합니다. 이 경우 문을 자동문으로 교체하면 로봇 출입이 가능해집니다.

- 경사가 심하거나 통로가 지나치게 좁은 경우, 안전사고 위험이 높고 로봇 에러 발생 가능성도 커지므로 사용을 권장하지 않습니다.

- 응급 환자 이동 동선과 겹치는 구간은 로봇이 우회할 수 있는 경로를 설정하는 것이 바람직하며, 우회 가능한 동선이 없다면 해당 구

역에서는 가급적 로봇을 운용하지 않는 것을 추천합니다.

- 엘리베이터 및 자동문과의 연동 가능 여부와 그에 따른 비용을 고려합니다.

④ 로봇 사용자의 협조 가능성 확인

로봇 도입이 성공하려면, 로봇을 실제 사용하는 부서의 협조가 반드시 필요합니다. "우리는 로봇을 쓰고 싶지 않다"라고 말하는 부서가 있다면 로봇 동선에 계단이 있는 것만큼이나 운용이 어려운 상황이라 볼 수 있습니다. 특히 서비스 로봇을 조직 전체에 처음부터 대대적으로 도입하는 상황이 아니라 우선 일부 부서에서만 활용해 보는 상황이라면, 로봇 사용에 호의적이고 의지가 강한 부서를 선정하여 시범 운영하는 것이 좋습니다.

저희 병원의 사례를 소개하겠습니다.

서랍형 배송 로봇 세 대를 동일한 규모의 일반 병동 세 곳에 각각 배치하고, 각 병동의 중앙 간호 스테이션에서 서브 간호 스테이션으로 물품을 배송하는 서비스를 구현해 보았습니다. 로봇이 배치되자마자 A 병동의 움직임은 남달랐습니다. 어떤 물품을 배송해 볼지 내부적으로 논의하고, 자발적으로 다양한 시도를 해보았습니다. 반면, B와 C 병동은 로봇을 거의 활용하지 않았습니다.

이에 저희는 A 병동의 사례를 공유하기 위해 B, C 병동을 찾아갔고, 그 결과 B 병동에서도 점차 적극적으로 로봇을 사용하기 시작했습니다.

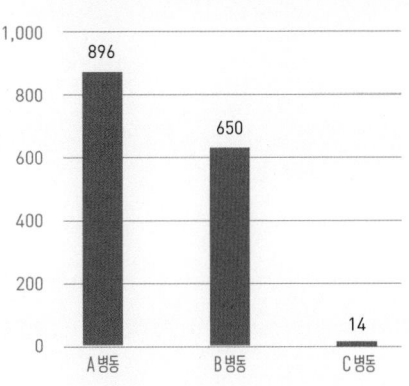

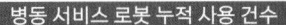

병동 서비스 로봇 누적 사용 건수

(단위:건)

[4-1] 병동 별 로봇 사용 건수 차이

11개월 후, 배송 로봇의 누적 사용 건수는 다음과 같았습니다.

- **A 병동:** 896건
- **B 병동:** 650건
- **C 병동:** 14건

C 병동의 경우 11개월 동안 14건이라는 수치는 사용해 봤는데 만족도가 낮아 사용이 줄어든 것이 아니라 아예 사용 시도조차 거의 없었다는 것으로 해석됩니다.

세 병동 모두 배송 로봇을 활용할 수 있는 환경과 상황은 유사

했기 때문에 이러한 활용도의 큰 차이는 결국 '사용자의 의지' 차이에서 비롯된 것으로 판단됩니다. 결국, C 병동에 있던 로봇은 보다 적극적으로 로봇 사용을 희망하는 다른 병동으로 재배치되었습니다.

업무에 변화가 있을 때는 늘 적극적인 사람, 소극적인 사람, 반대하는 사람이 있기 마련입니다. 저희 커맨드센터는 기존 업무에 변화를 가져오는 각종 디지털 헬스 기술들을 현장에 도입해 온 경험을 통해 "사람이 새로운 기술에 익숙해지는 데는 평균 2년이 걸린다"는 결론에 이르렀습니다.

초기에는 적극적인 사용자가 기술을 잘 활용하는 모습을 보여주는 것이 중요합니다. 그러면 소극적인 사람들도 뒤따라 사용법을 익히고, 새로운 서비스를 요청하기도 합니다. 심지어 반대하던 사람들조차 그 기술의 효용성이 명확해지면 마음을 돌리는 경우가 많습니다. 반대는 관심의 또 다른 표현일 수 있으며, 우려했던 문제가 해소되면 가장 적극적인 사용자로 바뀌기도 합니다.

이처럼 네 단계를 거쳐 로봇 서비스를 검토하면, '어떤 서비스가 실제로 가능한지' '로봇 활용 횟수나 업무 수행 소요 시간이 충분해서 투자 대비 효율이 확보되는지'를 보다 정확히 가늠할 수 있게 됩니다.

시도해 볼 만한 서비스가 여러 종류 있다 하더라도, 예산이나 로봇 성공 여부의 불확실성으로 인해 순차적 도입이 필요한 경우에는 우선순위 조정이 중요합니다. 그럴 때 가장 먼저 도입할 서비스로는 반드시 성공할 수 있는 과제를 선택해야 합니다. 첫 경험이 긍정적이어야 로봇에 호의적인 분위기가 조성되고, 다른 로봇을 사용해 보면 어떨까 하는 기대감이 생기기 때문입니다.

따라서 처음에는 남들이 한 번도 안 해본 새롭고 실험적인 서비스를 구축하기보다 기능이 검증된 로봇으로, 적극적인 사용자 그룹이 있는 부서에서, 난이도가 낮은 업무를 시작하는 것이 좋습니다.

또한 도입 초기에는 보수적으로 20~30%의 에러 발생 가능성을 감안하고, 에러가 발생해도 큰 문제가 생기지 않는 업무부터 시도하는 것이 좋습니다. 예를 들어, 긴급 이송이 필요한 약제나 온도 유지가 중요한 혈액 운반 업무는 초기에는 피하는 것이 바람직합니다.

우선순위를 정할 때 또 하나 고려해야 할 점은 '누가 도움을 받는가'입니다. 예를 들어 약제팀에서 주사실로 주사제를 배송하는 상황을 가정해 보겠습니다. A 병원에서는 보조 인력이 이 업무를 담당하고 있고, B 병원에서는 주사실에 근무하는 단 한 명의 간호사가 직접 수행하고 있다면, 로봇 도입의 효과는 B 병원에서 훨씬 더 크게 나타납니다.

이는 단순히 업무를 덜어주는 대상이 보조 인력인지 간호사인지의 차이 때문만이 아닙니다. B 병원의 경우 간호사가 약을 받으러 자리를 비우면 그 시간만큼 환자 대기 시간이 길어지기 때문에 로봇 도입이 곧 간호 업무 공백을 줄이는 효과로 이어지고, 이는 환자 만족도 향상으로도 연결될 수 있기 때문입니다.

0단계에서 도움이 될 온라인 자가평가 시스템

———

'0단계'라니, 아직 시작도 안 했다는 이야기인데, 도대체 뭘 어떻게 하라는 것인지 막막하게 느껴질 수도 있습니다. 사실 저희도 그랬듯이 누구나 처음에는 막막합니다.

의료기관이라는 특수한 환경에서 이러한 고민에 조금이나마 실질적인 도움을 드리고자, 2024년 과학기술정보통신부 국책 과제를 통해 온라인 자가진단 웹페이지(https://www.hallymcommand.kr/)를 만들었습니다. 이 웹페이지를 통해 병원 내 로봇 도입 준비 상태를 확인해 보실 수 있습니다.

자가진단 웹페이지에는 '1단계: 로봇 알기'에 해당하는 간략한 설명과 함께, 우리 조직의 준비 수준과 병원에 적합한 시나리오를 스스로 점검할 수 있는 항목들이 포함되어 있습니다.

그러나 앞서 설명한 '0단계'에 대한 고민이나 준비 없이 자가진단을 진행하게 되면, 대부분의 항목에서 "모른다" 또는 "관련 부서와 아직 협의해 보지 않았다"라는 답을 선택하게 될 가능성이 큽니다. 이 경우, 진단 결과 점수도 낮게 나올 수밖에 없습니다. 따라서 자가진단을 진행하기 전에 관련 내용을 미리 검토하고 내부적으로 논의해 보신 후에 테스트에 참여하실 것을 권합니다. 자가진단 이후 추가적인 도움이 필요하신 경우, 저희 커맨드센터로 연락 주시면 상담 및 필요한 지원을 제공해 드릴 수 있습니다.

웹페이지에 수록된 자가진단 문항 중 일부 예시입니다.

〈조직 준비도〉

- 서비스 로봇의 도입 목적은 무엇입니까?

  → 환자 및 방문객 서비스 지원 / 업무 효율성 및 인력 보조 / 병원 첨단 이미지 구축

- 서비스 로봇 도입을 주도하는 담당 부서의 권한 수준은 어느 정도인가요?

  → 도입 주도 부서 없음 / 매우 낮음 / 낮음 / 보통 / 높음 / 매우 높음

- 로봇 도입 초기 단계에서 투입 가능한 예산 범위는 어느 정도인가요?

- 매년 발생할 유지·보수 비용 및 사용료에 대한 예산 확보 가능 범위는 어떻게 되나요?

〈약제 배송 로봇 시나리오 적합도〉

- 로봇이 수행하게 될 배송 형태는 어떤 것인가요?

  → 정규 배송 / 비정규 배송 / 모두

- 약제 배송이 필요한 부서는 몇 군데로 예상되나요?

- 로봇 사용이 예상되는 하루 배송 횟수는 얼마나 되나요?

- 1회당 평균 배송할 약제 수는 몇 건인가요?

- 약제팀의 로봇 활용 의지는 어느 정도인가요?

- 약제팀의 업무 변경에 대한 사전 설명과 이해, 협의는 충분히 이루어졌나요?

- 약제팀 근처에 로봇 대기 공간은 충분히 확보되어 있나요?

- 층간 이동 시 로봇이 사용할 엘리베이터가 확보되어 있나요?

이처럼 자가진단 항목을 활용하면 현재 준비 상태를 객관적으로 점검할 수 있으며, 이를 바탕으로 조직 내에서 보다 현실적이고 전략적인 로봇 도입 계획을 수립할 수 있습니다.

1단계 -
로봇 알기

서비스 로봇의 종류

'나를 알기'를 0단계, '로봇 알기'를 1단계로 구분해 두었지만, 로봇에 대해 아무것도 모르는 상태에서 '어디에 로봇을 사용할까?'를 고민하는 것은 사실상 불가능에 가깝습니다. 단계를 이와 같이 나눈 이유는, 먼저 우리 조직의 필요를 파악한 뒤 그에 맞춰 로봇의 기능과 한계를 이해하는 과정이 실제 환경에서 로봇을 효과적으로 활용하는 데 도움이 되기 때문입니다.

이제부터는 로봇을 어떻게 이해하고, 어떤 방식으로 살펴봐야 하는지에 대해 설명하겠습니다.

① 배송 로봇

병원 현장에서 사람의 업무를 가장 직접적으로 줄여주는 로봇은 배송 로봇입니다. 배송 로봇은 종류도 다양하며, 병원의 공간 구조나 배송 물품의 특성에 따라 적합한 로봇의 종류도 달라집니다.

다음은 병원에서 활용 가능한 배송 로봇을 몇 가지 유형으로 나누어 정리한 것입니다.

- 부서 내에서 작은 물건을 간단히 배송하려는 경우에는 '오픈형 서빙 로봇'이 유용합니다. 식당에서 흔히 볼 수 있는 형태로, 누구나 쉽게 물건을 싣고 꺼낼 수 있으며 가격이 비교적 저렴하고 사용법도 간단합니다.

- 부서 간에 중요한 물품을 배송해야 하거나, 배송 중 분실 또는 오염 우려가 있는 경우에는 '잠금장치가 있는 소형 배송 로봇'이 적합합니다.

- 서빙 로봇이나 소형 배송 로봇은 일반적으로 적재 용량이 30kg 전후로 제한되기 때문에 실내에서 무거운 물품을 이송해야 한다면 '고중량 이송 로봇'을 검토해야 합니다. 다만, 크고 무거운 물품을 운반하는 만큼 로봇 자체가 크기 때문에 동선에 제약이 생길 수 있음을 감안해야 합니다.

- 본관과 별관 사이에 연결 통로가 없는 경우에는 '실외 배송 로봇'이 대안이 될 수 있습니다.

	오픈형 서빙 로봇	소형 배송 로봇	고중량 이송 로봇	실외 배송 로봇

특징	• 오픈형
	• 부서 내 물품 이송
	• 약제팀, 진단 검사
	  의학과 등
		• 잠금형
		• 부서간 이송
		• 약제, 검체, 서류 등
			• 무거운 물체 이송
			• 수술실, 중앙 공
			  급실 등
				• 건물 간 실외 배송

장점	• 저렴한 가격
	• 안정적 주행
	• 쉬운 사용법
		• 엘리베이터, 통제
		  문 연동
		• 보안 잠금 장치
			• 부피가 크거나
			  무거운 물체 이
			  송 가능
			• 상부장 변형 가능
				• 눈비가 와도, 횡
				  단보도 건너서도
				  실외 배송

주의	• 선반 높이, 최대
	  중량, 충전 방법
	  확인
		• 물건 수납, 수거
		  업무 재배치
			• 너무 커서 위압
			  감, 엘리베이터
			  배정 문제
				• 실내 주행 가능
				  한지 확인, 물품
				  수거 위치 및 시
				  나리오 확인

[4-2] 배송 로봇의 종류

② 안내 로봇

디스플레이 화면을 이용해 외래 환자에게 길을 안내하거나, 환자 교육 동영상을 제공하는 방식으로도 로봇을 활용할 수 있습니다. 이러한 안내 로봇은 사용 환경의 특성에 따라 고려해야 할 요소가 달라집니다. 예를 들어 로봇의 크기, 좁은 공간에서의 주행 능력, 도입 비용 등 여러 요소를 종합적으로 살펴보아야 합니다. 무엇보다도 우리가 구현하려는 기능을 실제로 수행할 수 있는 로봇인가를 꼼꼼히 따져보고 선택해야 합니다.

③ 청소 및 방역 로봇

청소 로봇과 방역 로봇은 반드시 구분해서 이해할 필요가 있습니다. 청소 로봇은 가정용 로봇 청소기의 대형 버전에 가깝고, 방역 로봇은 이동형 공기청정기나 자외선 살균기와 유사한 개념입니다.

방역 로봇은 코로나19 유행 당시 큰 관심을 받았지만, 실제 의학적 효과가 명확히 입증된 사례는 드물었습니다. 감염 확산 방지를 위한 의료진의 환경 관리 업무를 경감시켜 줄 수 있는 실효성 있는 방역 로봇의 상용화를 기대했지만, 아직 그 수준에 도달한 로봇은 부족한 상황입니다. 이에 따라 이 책에서는 방역 로봇에 대한 추가 설명이나 도입 추천은 생략하고자 합니다.

청소 로봇은 기능에 따라 진공 청소만 가능한 모델과 물걸레 청소까지 가능한 모델로 나뉘며, 사무실 빌딩에서는 이미 유용하게 활용되고 있습니다. 병원에서도 공간의 특성에 따라 청소 로봇의 도입 가능성은 충분히 있습니다. 다만 바닥 재질이나 기존의 청소 방식, 오염물이 발생했을 때의 대응 방식 등을 검토하며 사람과 로봇 간의 청소 범위와 역할을 어떻게 나눌 것인지, 예외적인 오염 상황에서는 어떤 청소 전략을 세울 것인지에 대한 사전 계획이 필요합니다.

로봇 구매의 특수성

이제는 정말 구체적으로 '어떤 회사의, 어떤 형태의 로봇이 우리에게 적합할까?'를 고민해 봐야 할 시점입니다. 우리는 일반적으로 물건을 살 때 인터넷 쇼핑몰에 접속해 제품을 검색하고, 유사한 제품들끼리 가격을 비교하거나 사용자 리뷰와 별점을 참고해 평가가 좋은 물건을 선택합니다. 받아 본 제품이 기대에 미치지 못하면 반품도 가능합니다.

하지만 로봇 구매는 전혀 다른 세상입니다. 우선 구매할 수 있는 로봇의 종류를 알아보는 것부터 쉽지 않습니다. 가격도 소비자에게 공개되지 않은 경우가 많고, 사용자 리뷰나 평점을 찾기도 어렵습니다.

로봇과 가격대가 비슷한 자동차의 경우에는 매장에 가서 실물을 보고 시승해 본 뒤 구매 여부를 결정할 수 있지만, 로봇은 오프라인 매장이 없어 실물을 보지 못한 채 계약을 체결해야 하는 경우가 대부분입니다. 자동차 시승처럼 일단 한 번 써보는 'PoC(Proof of Concept)'를 요청할 수도 있지만, 이는 무상으로 제공되는 것이 아닙니다. 일부 기업은 무상으로 PoC를 제공하기도 하지만 로봇 이송, 설치, 맵핑 등의 항목에 대해 수백만 원의 비용을 청구하는 기업도 있었습니다.

대부분의 장비는 일반적으로 '계약금 지불 → 납품 → 검수 → 잔금 지급' 순으로 진행되는 데 반해, 로봇은 계약 시점에 총 비용의 100%를 선지급해야 제작을 시작하는 경우가 많습니다. 게다가 제작 완료 후 받은 로봇에 문제가 있어도 반품은 거의 불가능하다고 봐야 합니다.

실제로 저희 병원에서도 로봇 비용을 전액 선지급하고 2~3개월 후에야 로봇을 받았는데, 그 로봇은 무려 6개월 동안 한 번도 업무를 제대로 수행하지 못한 사례가 있었습니다.

이처럼 로봇은 고가 장비임에도 불구하고 도입 후 되돌릴 수 없고 실패 가능성도 존재하기 때문에 로봇을 구매하기 전에 충분한 정보 수집과 신중한 검토가 필수입니다.

첫 단계는 인터넷 검색

로봇에 대한 정보를 찾으려 할 때 가장 먼저 떠올릴 수 있는 방법은 인터넷 검색입니다. 하지만 막상 검색해 보면, 얻을 수 있는 정

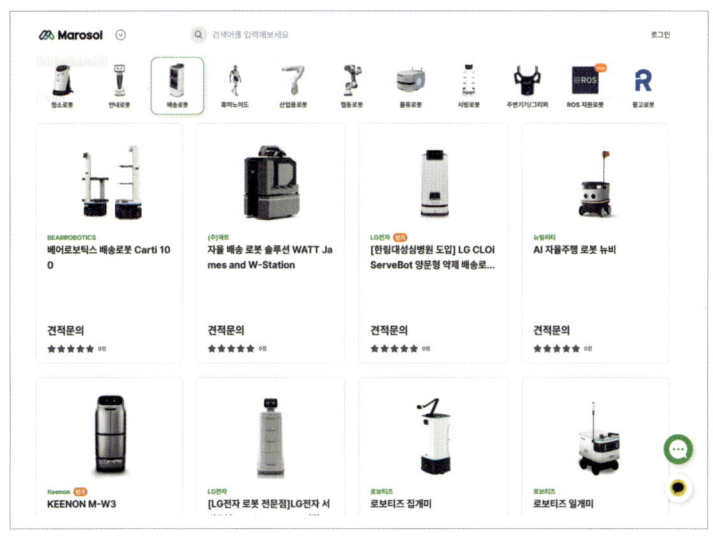

[4-4] 마로솔 페이지의 배송 로봇 비교 예시

보가 생각보다 많지 않다는 사실에 한계를 느끼게 됩니다. 2025년 초 기준으로, 다양한 로봇 제품을 한눈에 살펴보기 가장 편리한 국내 웹사이트는 '마로솔(https://www.myrobotsolution.com)'입니다.

이 사이트는 저희 병원의 로봇 통합 관제 시스템을 운영 중인 빅웨이브 로보틱스에서 관리하고 있어 자칫 소개 자체가 광고처럼 보일까 망설였지만, 여러 회사의 다양한 로봇을 한눈에 비교할 수 있는 국내 유일의 플랫폼이라는 점에서 충분히 소개할 가치가 있다고 판단했습니다.

이 외에는 각 로봇 제조사의 홈페이지에 접속해 제품 설명이나 홍보 동영상 자료를 참고하는 방법도 있습니다. 다만, 홈페이지의 완성도는 기업마다 천차만별이며, 기술 사양(스펙)도 비전문가 입장에서는 이해하기 어려운 경우가 많습니다. 또한 로봇의 크기, 적재 용량, 주행 방식 등 실제 활용에 필요한 정보가 명확히 정리되어 있지 않은 경우도 흔합니다.

더욱이, 홈페이지나 영상에 소개된 내용은 겉보기에는 그럴듯해 보이지만 실제 현장 성능을 제대로 반영하지 못하는 사례도 많습니다. 예를 들어 병원에서 PoC를 진행한 홍보 영상을 보고 문의해 보면, 시제품만 존재하고 양산되지 않아 구매가 불가능한 경우도 있었습니다. 또 유튜브나 홍보 영상 속 로봇은 매우 근사하게 보이지만 촬영용 연출일 뿐 실제로는 뒤에서 조이스틱으로 수동 조종하며 촬영한 연출 영상인 경우도 있습니다.

결론적으로, 인터넷 검색은 로봇 도입의 '첫 단계'로서 의미는 있지만 검색을 통해 얻은 정보를 곧이곧대로 믿고 판단하는 것은 매우 위험할 수 있습니다.

실물을 보려면 로봇 전시장을 방문하라

——

로봇을 도입하기 전에는 가능하면 실물을 직접 보고 결정하실 것을 권합니다. 집이나 가구를 구매할 때도 도면이나 3D 이미지, 숫자로 표시된 크기 정보만으로 판단하는 것과 실제 공간에 놓인 실물을 봤을 때 느끼는 공간감이 큰 차이가 있듯이 로봇도 마찬가지입니다.

예를 들어, 사진상으로는 아주 귀엽게 보였던 로봇이 막상 실물로 보면 의외로 크고 위압적으로 느껴지는 경우가 있습니다. 또 고중량 이송 로봇은 '이 정도 크기는 되어야 물건을 충분히 실을 수 있겠지'라고 생각했다가도, 실제로 보면 무섭고 위협적으로 느껴질 정도로 거대한 기계가 다가오는 인상을 받을 수도 있습니다.

문제는 다양한 로봇을 상시로 볼 수 있는 전시장이 거의 없다는 점입니다. 따라서 로봇 도입에 관심이 있다면, 로봇을 직접 볼 수 있는 전시회에 꼭 한번 가보시길 권합니다.

가장 규모가 큰 박람회는 매년 10월경, 일산 킨텍스에서 열리는 '로보월드'입니다. 이 전시회에서는 다양한 서비스 로봇을 실물로 볼 수 있을 뿐만 아니라, 일부 부스에서는 관람객 동선에 로봇을 배치해 로봇이 충돌 없이 멈추는지, 자율주행이 얼마나 매끄러운지 직접 테스트해 볼 수 있습니다. 또한 부스 담당자를 통해 로봇의 기능뿐만 아니라, 해당 로봇이 실제 적용된 병원이나 현장 사례에 대한 정보도 얻을 수 있습니다. 딱 하나의 박람회를 고른다면 '로보월드'를 가장 추천드립니다.

매년 3월경, 서울 코엑스에서 개최되는 SFAW(스마트공장 자동화 산업전)도 고려해 볼 만한 전시회입니다. 다만 이 전시회는 해마다 구성이 달라 어떤 해에는 스마트공장 중심으로, 다른 해에는 서비스 로봇 위주로 전시되므로 사전에 참여 기업과 전시 구성 내용을 미리 확인한 뒤 방문 여부를 결정하는 것이 좋습니다.

이 외에도 6월에 열리는 '로보테크쇼' 등 다양한 로봇 전시회가 있으니 기회가 된다면 한 번이라도 더, 자주 보시길 권합니다. 로봇은 많이 볼수록 더 잘 이해하게 됩니다.

실사용자 후기가 궁금하다면, 벤치마킹하라

저는 로봇 관련 기사를 유심히 챙겨보고, 주요한 로봇 전시회에도 매년 참석하고 있습니다. 그 과정에서 문득 '저 로봇을 우리 병원의 이 공간에 도입하면 정말 좋겠다'라는 생각이 들 때가 있습니다. 하지만 문제는 로봇에 대한 경험이 많은 저조차 인터넷 검색도 해보고 전시회에서 실물을 본 뒤 괜찮겠다고 생각한 로봇에 대해 실제 사용자에게 물어보면 예상과 다른 평가를 받는 경우가 많다는 점입니다.

"우리 그 로봇 도입을 검토 중인데, 어때요?"

"…… 그 로봇은 도입하지 마세요."

이런 상황을 마주할 때마다 소비자 리뷰나 별점 평가처럼 사용자 관점의 평가가 공개되어 있었으면 하는 아쉬움이 듭니다. 물론 한 사람의 부정적인 사용 경험만으로 결론을 내리는 것도 조심스러운 일입니다. 부정적인 의견을 준 사용자가 다른 로봇을 사용해본 적이 없을 수도 있고, 단지 현재의 기술 수준 자체가 마음에 들지 않는 것일 수도 있으며, 무엇보다 사용자에 따라 로봇 활용도가 매우 다르게 나타날 수 있기 때문입니다.

실제로, 저희 병원에서 매우 잘 활용 중인 로봇과 동일한 기종의 로봇을 도입한 타 병원에서는 제대로 활용하지 못해 창고에 방치하다시피 하다가 "그 로봇을 어떻게 그렇게 잘 쓰느냐"며 연락이 온 적도 있습니다.

그래서 로봇을 많이 사용해 본 병원을 직접 방문해 현장을 살펴보고, 경험에서 나온 피땀 어린 조언을 듣는 것이 가장 도움이 되는 소중한 기회라고 생각합니다.

저희 병원에서도 처음 로봇 도입을 앞두고 고민하던 시절, 우리보다 먼저 로봇을 도입하여 성공적으로 운영하던 국립암센터에서 두 차례나 벤치마킹 기회를 제공해 주었습니다. 그 덕분에 로봇 사용 시 고려해야 할 요소, 발생 가능한 문제와 그에 대한 해결 방안에 대해 깊은 고민과 경험을 미리 공유받을 수 있었고, 시행착오를 훨씬 줄일 수 있었습니다.

그런 이유로, 저희 커맨드센터는 로봇 사용 현장을 직접 보고 싶어 하는 20여 개 기관을 대상으로 벤치마킹 기회를 제공해 왔습니다. 단순히 같은 내용을 반복 설명하는 것이 아니라 방문 기관의 관심사에 따라 맞춤형 설명 자료를 준비하고, 직접 로봇 사용 현장을 함께 둘러본 뒤 최종적으로 방문 기관의 상황에 맞는 도입 방향을 함께 고민해 드리고 있습니다. 보통 2~3시간 정도 소요되는 과정이며 비용을 받는 것도 아니다 보니, 방문하신 분들이 종종 "저희한테 왜 이렇게까지 해 주시나요?"라고 되묻기도 합니다.

그럴 때마다 저희는 늘 같은 대답을 합니다.

"로봇을 잘 활용해서 도움을 받는 분들이 더 많아졌으면 좋겠습니다."

그 과정에서 더 좋은 로봇이 시장에 등장하고, 가격은 낮아지고, 사용 편의성은 더 높아져서 결국 저희 병원도 더 나은 환경에서 로봇을 활용할 수 있기를 바라기 때문입니다. 이것이 바로, 저희가 로봇 생태계에 기여하고자 하는 이유입니다.

2단계 –
로봇 맞이할 준비하기

사람의 업무 프로세스 변경 준비

앞서 0단계와 1단계를 거쳐 우리 기관에 로봇 도입을 결정했다면, 이제는 로봇이 도착하기 전에 '맞이할 준비'를 시작해야 할 시점입니다.

예를 들어, 약제 배송 로봇을 도입한다고 가정해 보겠습니다. 이 경우, 약을 보내는 약사와 약을 받는 간호사 등 관련 인력의 기존 업무 흐름을 점검하고, 로봇 도입 이후 업무가 어떻게 달라질지를 미리 검토해야 합니다. 즉, 실제로 현장에서 로봇을 사용하게 되는 사람들이 먼저 '다르게 일할 준비'를 해야 한다는 뜻입니다.

이를 위해 각 부서 실무자들로 TFT(Task Force Team)를 구성해 논의하거나, 저희 병원의 커맨드센터처럼 전담팀이 중심이 되어 사전 검토와 업무 설계를 주도할 수도 있습니다. 저희는 바쁜 실무자들에게 새로운 고민거리를 안겨드리고 싶지 않았기 때문에 커맨드센터에서 먼저 현장의 업무 프로세스를 파악하고, 로봇 도입이후 예상되는 변화를 사전에 설계해 실무자에게 제안했습니다. 그 후에 실무자의 피드백을 반영해 업무 흐름을 수정·보완하는 방식으로 진행했습니다.

업무 프로세스가 어느 정도 정리되면, 병원 내 유관 부서의 검토 및 협의도 필요합니다. 예를 들어 감염관리실은 로봇 운용이 감염 관리 지침에 부합하는지, 적정진료실은 병원 인증제 기준에 따라 로봇이 포함된 업무 프로세스에 문제가 없는지를 각각 점검합니다. 이 과정에서 문제가 제기되더라도, 단순히 '도입이 불가능하다'고 받아들이는 것이 아니라 '어떻게 조정하거나 보완하면 사용할 수 있을까'를 함께 논의해야 합니다.

문제 대처 준비하기

———

저희 병원에서 고생하며 검증한 로봇과 시나리오를 다른 병원에 확산하면, 그곳에서 초기 단계의 시행착오 없이 쉽게 안착할 수 있을 것이라 기대했습니다. 그러나 2024년 확산 과정에서 현실은 그렇게 간단하지 않다는 사실을 깨닫게 되었습니다.

기술의 빠른 발전, 미비한 에러 대응 체계, 병원마다 다른 환경 등 여러 요인이 복합적으로 작용하며 예상치 못한 문제들이 발생했습니다. 우리에게 익숙해진 로봇은 단종되었고, 차세대 로봇은 충분한 사전 검증을 마치기도 전에 타 병원에 도입되면서 예기치 못한 기술적 변수들이 나타났습니다. 또한 로봇과 엘리베이터 간의 통신 체계가 새로 개발되면서 경험하지 못했던 새로운 문제가 제기되었습니다.

이러한 상황은 앞으로도 반복될 가능성이 높습니다. 신기술이 등장하고 새로운 로봇이 계속 출시되는 한, 마치 신차에 대한 리콜이 발생하는 것처럼 예상치 못한 기술적 문제는 반복적으로 나타날 수밖에 없습니다. 그래서 이제는 '기술적인 문제 자체'보다 '사람이 어떻게 대처하느냐'가 더 중요하다고 생각합니다.

로봇 서비스 중 문제가 발생했을 때의 대응은 크게 두 가지로 나뉩니다.

① 실패한 '업무'에 대한 대처

예를 들어 약제를 배송하던 로봇에 문제가 생겼다면 로봇 안에 있던 약제를 꺼내 사람이 대신 배송하거나, 급히 필요한 약이라면 새 약제를 사람이 먼저 배송하고 로봇에 실려 있던 약은 나중에 회수하는 방법도 있습니다. 이처럼 문제 발생 시 누가 처음 대응할지, 누구에게 연락할지, 어떤 절차로 대체 업무를 이어갈지에 대한 명확한 매뉴얼이 필요합니다.

② 문제가 발생한 '로봇'에 대한 대처

약 배송은 사람이 대신 완료했다면, 업무 실패에 대한 대응은 일단 끝난 셈입니다. 하지만 문제의 로봇이 길을 잃고 엉뚱한 층에 방치되어 있거나, 심지어 배터리가 모두 방전된 상황이라면 이제는 '이 로봇을 어떻게 다시 정상적으로 일할 수 있는 상태로 복귀시킬 것인가'라는 또 다른 과제가 남게 됩니다.

만약 로봇 기업의 엔지니어가 현장에 출동해 해결할 때까지 아무도 손을 대지 않고 기다린다면, 로봇은 며칠 동안 무용지물이 될 수도 있습니다. 따라서 기본적인 문제에 대해서는 현장에서 어느 정도 대응할 수 있어야 합니다. 집에서 로봇 청소기가 엉뚱한 곳에서 빠져나오지 못할 때 직접 들어서 충전기로 옮겨주는 것처럼, 병원에서도 누군가는 로봇을 수동으로 복귀시키는 등의 1차적인 현장 대응을 맡을 준비가 필요합니다.

실제로 이런 현장 대응을 맡은 담당자가 가장 힘들어하는 부분은 앞으로 발생할 추가적인 문제에 대한 '막막함'입니다.

"일단 이번에는 어떻게든 넘겼지만, 앞으로도 이런 일이 반복되면 어쩌지?"

"왜 이런 문제가 생긴 거지? 내가 뭘 어떻게 해야 해결할 수 있을까?"

이처럼 원인도, 해결책도 불확실한 상황이 반복되면 담당자는 점점 지치게 됩니다.

앞으로는 로봇 SI 기업이 클라우드 기반의 통합 관제 시스템을 운영하면서 로봇에 문제가 생겼을 때 원격 제어로 실시간 대응해 주기를 기대합니다. 또한 기술적인 문제는 로봇 제조 기업이 더 적극적으로 나서서 에러 발생을 줄이고, 문제 발생 시 신속하게 원인을 찾으며, 지속적으로 개선해 나가는 노력을 해주길 기대합니다.

아직까지는 로봇 기술과 문제 대응 체계가 '소비자가 안심하고 사용할 수 있는 수준'에는 이르지 못한 것이 현실입니다. 저희도 여전히 문제가 생길 때마다 원인을 찾기 위해 고민하고, 새로운 시도를 반복하며 시행착오를 거듭하고 있습니다. 이 모든 노력이 결국은 더 나은 로봇 생태계로 이어지기를 바라는 마음입니다.

그리고 조금 일찍 로봇을 도입해 사용해 보려는 분들께는, 작은 문제는 어느 정도 생길 수 있다는 점을 받아들이고 조금은 너그러운 마음으로 로봇과 함께 일해 보시길 권합니다.

로봇 적용 초기 단계와 확산 단계 계획하기

———

로봇을 사용하기 전에 시나리오를 충분히 검토하고 발생할 수 있는 문제와 그에 대한 대처 방안을 아무리 열심히 준비해도, 막상 실제 사용을 시작하면 늘 생각지도 못했던 새로운 문제가 발생하기 마련입니다. 그래서 저희는 '작게 시작해서, 빠르게 실패해 보고, 신속하게 고쳐서 더 잘 사용하는 방식'을 권합니다.

로봇을 사용하는 서비스 범위, 사용 시간대, 목적지 등을 최대한 작게 설정해서 초기 경험을 쌓는 것이 가장 현실적이고 효과적인 접근입니다. 저희 병원도 처음 약제 배송 서비스를 도입할 때 대상을 일반 병동으로 한정하고, 사용 시간은 평일 오후 3시부터 5시까지로 제한했습니다. 비교적 엘리베이터가 한산한 시간대라서 엘리베이터 혼잡 상황으로 인해 발생할 수 있는 다양한 문제 발생을 줄여보고자 설정한 전략이었습니다. 만약 이 로봇 때문에 환자나 직원의 엘리베이터 이용에 불편이 극심하다면 약제 배송 서비스는 과감히 포기할 각오를 하고 있었습니다.

다행히 별다른 문제가 발생하지 않았고, 그 결과 배송 시간대를 점차 확대할 수 있었습니다. 지금은 평일 주간 시간대 전반에 걸쳐 로봇이 약제를 배송하고 있습니다. 물론 아주 가끔, 엘리베이터가 너무 혼잡해 로봇이 3회 연속 탑승에 실패하는 경우도 있습니다. 이럴 때는 로봇 제조사의 방침에 따라 로봇이 한쪽 구석으로 이동해 "도와달라"는 신호를 보내기도 합니다만, 자주 일어나는 일은 아닙니다.

배송 시간대뿐만 아니라 배송 목적지도 중환자실, 낮병동 등으로 확대되었고, 약제 배송 외에도 검체 배송, 문서 배송 등 서비스 종류도 다양해졌습니다. 물론 새로운 목적지와 서비스가 추가될 때마다 또 다른 문제가 발생하긴 하지만, 초기 도입 당시 겪었던 어려움에 비하면 확산 단계에서의 문제는 훨씬 수월하게 대응할 수 있었습니다.

저희 전략은 결코 특별하거나 복잡하지 않습니다. 오히려 매우 단순합니다.

"어느 정도 준비가 되면 일단 해보고, 문제가 생기면 고치고, 괜찮으면 확산한다."

어찌 보면 무모해 보일 수도 있지만 현실적으로 가장 실행 가능한 방식이었습니다. 물론 언제까지나 이러한 시행착오를 반복하고 싶진 않기에 저희는 현재 시뮬레이션을 통해 사전에 문제를 예측하고, 최적의 사용 시나리오를 도출할 수 있는 방법에 대해서도 연구하고 있습니다.

다만 이 방법이 현실화되려면 다양한 데이터를 수집하고, 가공하고, 모델링하고, 현장 적용 가능성을 검증하는 등 여러 단계를 거쳐야 합니다. 아직은 아이디어 단계에 머물러 있고, 실제 현장에 적용된 사례는 거의 없는 상황입니다.

결국, '충분한 시뮬레이션을 마치고 아무 문제 없이 완벽하게 도입하겠다'는 기대를 한다면, 로봇 도입까지 아직 한참을 기다려야 할 것입니다. 로봇 도입 초기 단계에서는 시행착오가 불가피하며, 이 과정을 통해 축적된 경험이야말로 가장 현실적이고 유용한 전략이 될 수 있습니다. 단순하지만 실용적인 접근, 그것이 지금 이 시점에서 가장 실행 가능한 방법입니다.

3단계 -
로봇이 살 터전 마련하기

충전소 준비

새 생명이 태어나기 전 아기가 잘 곳과 입을 옷을 준비하듯, 로봇이 병원에 도착하기 전에 먼저 로봇이 '살 수 있는 환경'을 마련해야 합니다. 그 첫걸음은 바로 충전소 준비입니다.

충전소는 로봇의 업무 시나리오상 효율적인 위치에 설치되어야 합니다. 예를 들어, 약제 배송 로봇이라면 약제팀 내부에 설치해야 동선도 가장 짧고 효율적일 것입니다.

하지만 약제팀 내부 공간이 좁아 설치가 어렵다면, 너무 멀지 않고 로봇을 불렀을 때 신속하게 달려올 수 있는 외부 공간을 확보하는 것이 좋습니다.

이때 충전 중인 로봇이 환자 침대나 물건 카트에 치이지 않는 위치를 선정해야 합니다. 통행이 빈번한 위치에 로봇이 툭 튀어나와 있거나, 코너를 돌 때 로봇과 충돌 위험이 있는 위치는 피해야 합니다. 로봇이 눈에 잘 띄지 않아 걱정된다면 사람들이 쉽게 인지하고 피할 수 있도록 정수기, 화분, 가드레일 같은 구조물을 배치하는 방법도 생각해 볼 수 있겠습니다.

또한 충전소에는 로봇 전원을 안정적으로 공급할 수 있는 전기 설비가 갖춰져 있어야 하며, 화재 시 방화문이 내려오는 위치는 피해야 합니다.

충전소는 위치뿐만 아니라 '시각적 형태'도 중요합니다. 처음에는 별다른 표시 없이 충전기만 설치했는데, 로봇이 일하러 간 사이 그 자리에 화물이나 휠체어가 놓이는 바람에 로봇이 충전하지 못하는 문제가 생겼습니다.

이를 방지하기 위해 바닥에 '로봇 충전 위치' 스티커를 부착하여 로봇이 자리를 비우더라도 다른 물건을 놓지 않도록 유도했지만, 충전 중인 로봇이 있음에도 그 앞에 물건을 두는 경우가 발생하곤 했습니다.

주차해 둔 자동차 앞에 박스를 잔뜩 쌓아두면 차를 뺄 수 없는 것처럼, 충전 중인 로봇 앞 공간도 '출입로'로 확보되어야 로봇이 정상적으로 일할 수 있습니다. 그래서 우리는 바닥 스티커 외에도 '로봇 스테이션'이라는 눈에 띄는 표기를 더해 충전 공간임을 명확히 알렸습니다.

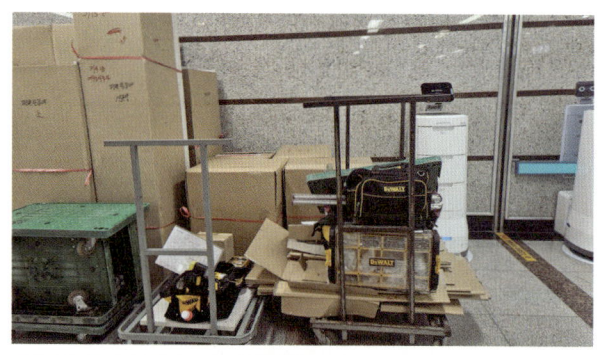

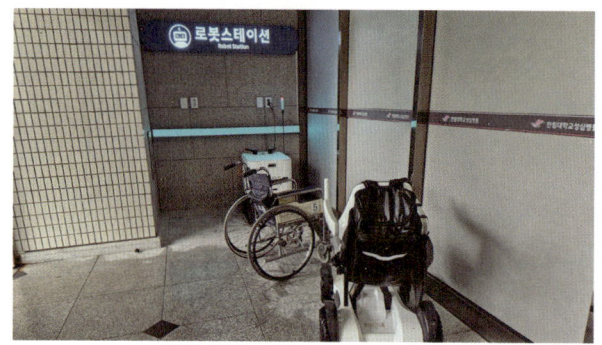

[4-5] 충전 중인 로봇 앞에 상자나 휠체어 등이 있는 경우

약제 로봇 충전소는 시간이 지나며 점차 개선되어 왔습니다. 처음에는 눈에 잘 띄지 않았지만 지금은 멀리서도 쉽게 알아볼 수 있고, 로봇이 자리에 없어도 그 공간이 '로봇 전용 구역'임을 인지할 수 있도록 강조하는 방향으로 바꾸었습니다.[4-6].

특히 실외 배송 로봇의 경우, 충전소 앞 공간이 종종 개인 휠체어의 '단골 주차 자리'가 되어 어려움이 많았습니다. 이를 해결하

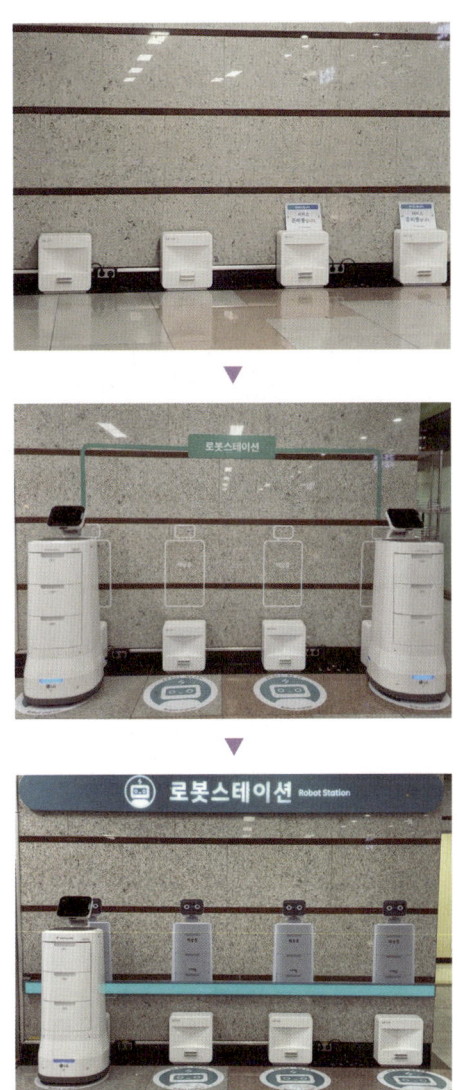

[4-6] 약제 로봇 충전소 변천사

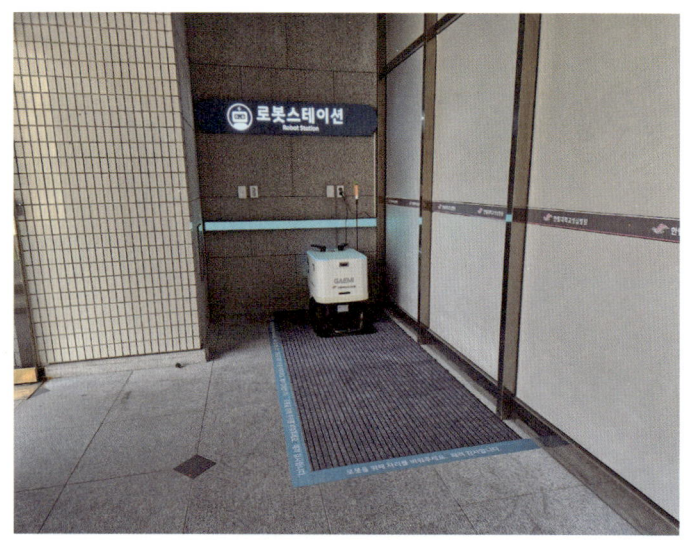

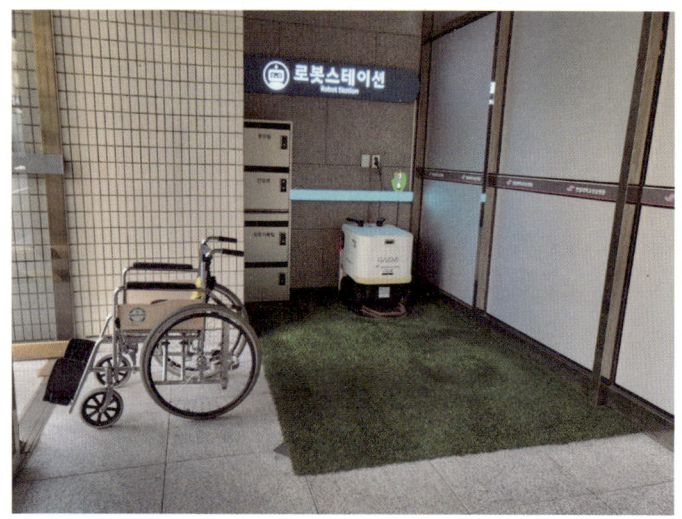

[4-7] (상) 초기 충전소 앞 공간 / (하) 새롭게 바뀐 충전소 앞 공간

병원이 로봇을 만났을 때

기 위해 색이 다른 바닥재를 깔거나 경고 문구를 표시한 띠를 설치하는 등 다양한 시도를 했지만[4-7(상)], 효과는 미미했습니다. 그러다 두툼한 초록색 인조잔디를 깔자[4-7(하)], "이 위에는 물건을 두면 안 된다"는 메시지가 자연스럽게 전달되었습니다.

결론적으로 처음 깔았던 바닥재는 보기에는 좋았지만 눈에 잘 띄지 않아 실패했고, 시각적 존재감이 강한 인조잔디를 깔고 나서야 로봇 동선에 휠체어가 주차되는 문제를 피할 수 있었습니다.

여러 대의 로봇이 나란히 충전하는 경우에는 충전기 간 간격 확보가 매우 중요한 고려사항입니다. 저희 병원 약제팀 앞에는 6대의 배송 로봇이 나란히 충전하고 있는데, 제조사 권장 간격인 1.5m를 확보하기 어려워 불가피하게 다소 조밀하게 모여 있는 상황입니다.

이로 인해, 가끔 로봇이 자기 충전소가 아닌 옆 충전기에 들어가 충전하거나 한 대가 출입 중 에러를 일으켜 다른 로봇의 이동까지 방해하는 상황이 가끔 발생했습니다. 따라서 공간이 충분하다면, 충전소 간 간격은 여유 있게 확보하는 것이 좋겠습니다.

주행 경로 결정

공간 구조에 따라 A 지점에서 B 지점으로 이동하는 경로는 여러 가지가 있을 수 있습니다. 사람이라면 보통 최단 경로를 선호하겠지만 로봇의 주행 경로를 설정할 때는 우선순위가 다릅니다. 로봇은 다리가 아프다고 불평하지 않으니까요.

로봇이 선호하는 경로의 기준은 '안정성'입니다. 따라서 주행 경로를 설정할 때는 다음 요소들을 우선적으로 고려해야 합니다.

- **통과해야 할 자동문의 개수가 적은 경로**: 센서 오작동이나 문 열림 실패로 인한 에러 발생 가능성을 줄입니다.

- **경사로가 없는 평탄한 경로**: 미끄러짐이나 위치 인식 에러 발생 가능성을 줄입니다.

- **폭이 넓고 한산한 통로**: 사람의 통행에 방해되지 않고, 충돌 위험을 줄일 수 있습니다.

같은 이유로, 다음과 같은 장소는 로봇 주행 경로에서 피해야 합니다.

- **엘리베이터, 에스컬레이터, 계단 바로 앞**: 사람의 대기와 이동이 많아 로봇이 사람의 통행을 방해하거나 위험할 수 있습니다.

- **90도 각도로 통로가 만나는 삼거리나 사거리**: 시야 확보가 어려워 충돌 위험이 큽니다.

병원 환경에서는 이러한 일반적인 기준 외에도 더욱 신중한 경로 설정이 필요합니다. 예를 들어 중증 응급 환자 침대가 자주 오가는 주요 동선은 로봇 출입 금지 구역으로 지정하고, 로봇의 이동 경로가 조금 길어지더라도 우회 경로를 선택하는 것이 바람직합니다. 이는 만에 하나 있을지 모르는 응급 상황에서 로봇이 방해물이 되지 않도록 하기 위함입니다.

물론 이 모든 조건을 모두 충족하는 경로만 다니기는 현실적으로 어렵습니다. 따라서 환경이 조금 안 좋더라도 안전하게 주행할 수 있는, 자율주행 성능이 뛰어난 로봇을 선택하는 것이 중요합니다. 90도 각도로 합류하는 통로에서는 로봇이 반대편 벽에 좀 더 가까이 붙어 주행하도록 조정하는 등 세밀한 경로 설정도 고려할 수 있습니다.

수평 이동 시 준비 – 문, 경사, 턱

앞서 설정한 로봇의 주행 경로를 실제로 따라가 보면서, 이제는 수평 이동에 필요한 환경 요소들을 하나씩 점검해야 합니다.

① 문(door)

주행 경로에 있는 여닫이문은 자동문으로 교체해야 합니다. 움직임 감지식 자동문이라면 로봇의 움직임에도 문이 잘 열리는지 실제로 테스트해 봐야 합니다. 버튼 작동식 자동문의 경우, 로봇이 통신해 자동문을 열 수 있도록 연동하거나 버튼을 누를 수 있는 팔이 장착된 로봇을 활용할 수 있습니다. 이 같은 방식이 모두 어렵다면, 감지 센서 방식의 자동문으로 교체하는 것이 가장 효율적입니다. 바코드나 생체 인식을 활용하는 통제 자동문이라면 로봇과 자동문 간의 시스템을 연동해 인증 처리를 통해 들어갈 수 있도록 해야 합니다.

② 경사(ramp)

경사로는 가능하면 피해야 할 선택지입니다. 제조사마다 주행 가능한 경사도가 다른데, 주행 가능한 범위 내의 경사라 하더라도 예기치 못한 상황이나 사고 가능성을 고려하면 경로에서 제외하는 것이 가장 안전합니다. 부득이하게 경사로를 통과해야만 하는 환경이라면, 다음 사항을 반드시 점검해야 합니다.

- 경사로에서 로봇에 문제가 생겼을 때 안전하게 제어할 수 있는지
- 응급 상황 시 경사로에서 로봇을 비상 정지시켰을 때 대응 절차가 준비되어 있는지
- 경사로 바닥 재질이 충분한 마찰력을 제공하는지

③ 턱(threshold)

주행 경로 중 바닥에 턱이 있거나 요철이 심한 구간이 있다면, 평탄화 공사를 하는 것이 좋습니다. 로봇 사양상으로는 일정 높이까지 턱을 넘을 수 있다고 해도, 현장에서는 바퀴가 헛돌거나 위

치 인식 에러가 발생할 수 있습니다. 큰 공사가 아니라면, 매번 같은 위치에서 반복적으로 에러 대응을 하기 위해 출동하는 것보다는 미리 공사를 해서 문제를 제거하는 것이 훨씬 효율적입니다.

④ 센서(sensor) 환경

로봇의 센서가 주변 환경을 정확히 인식할 수 있는 환경인지도 점검해야 합니다. 예를 들어 투명 유리로 된 자동문이나 벽, 반사율이 높은 메탈 재질, 직사광선이 강하게 들어오는 구간은 로봇의 센서 종류에 따라 문제가 발생할 수 있습니다. 로봇 설치 시 센서 감도 조절 등을 통해 해결할 수도 있지만, 문제가 된다면 유리벽에 시트지를 붙이거나 과도한 반사가 생기는 재질에 무광 처리를 하는 등의 보완 조치도 고려해야 합니다.

수직 이동 준비

——

로봇이 엘리베이터를 이용해야 한다면, 가장 먼저 해당 엘리베이터가 로봇과 통신 연동이 가능한지 확인해야 합니다. 최근 설치된 엘리베이터는 대부분 연동이 가능한 관제 시스템을 갖추고 있지만, 구형 엘리베이터의 경우 연동이 불가능한 것도 있습니다. 이 경우 엘리베이터 버튼을 물리적으로 누를 수 있는 로봇을 선택하는 방법도 있지만, 엘리베이터 내부에서 로봇이 버튼 앞까지 이동하려면 승객들의 양보가 필요하기 때문에 병원 외래와 같이 혼잡한 공간에는 적합하지 않습니다.

엘리베이터가 여러 대인 경우, 로봇이 이용할 엘리베이터를 사전에 지정해야 합니다. 장애인 전용 엘리베이터는 피하고, 사용량이 적은 엘리베이터를 선택하는 것이 효율적입니다. 엘리베이터 앞에 상시 닫혀 있는 방화문이 있다면 로봇이 이를 스스로 열고 지나갈 수 없으므로 해당 엘리베이터는 사용 대상에서 제외해야 합니다. 또한 화물용 엘리베이터는 평소 사용량이 많지 않더라도 특정 시간대에 화물 운송이 집중된다면 로봇의 이용 시간을 조정하거나 다른 엘리베이터를 이용하는 것이 바람직합니다.

엘리베이터의 크기와 버튼 위치 등 내부 구조도 다양하기 때문에 로봇이 엘리베이터에 탔을 때 어느 위치에 서 있을 것인지 먼저 정하고, 해당 위치 바닥에 스티커를 붙여 시각적으로 알리는 작업이 필요합니다. 이는 사람의 양보를 자연스럽게 유도하기 위한 장치이기도 합니다.

여러 대의 로봇이 하나의 엘리베이터를 이용해야 할 경우, 첫 번째 로봇은 엘리베이터 가까운 곳에서 대기하며 빠르게 탑승할 수 있도록 하고, 두 번째와 세 번째 로봇은 조금 떨어진 한산한 장소에서 대기하다가 순차적으로 이동하는 방식이 바람직합니다. 이렇게 하면 홀의 혼잡도를 줄이고, 사람과의 충돌 가능성도 낮아집니다.

로봇이 엘리베이터를 기다리는 위치를 선정하는 것도 매우 중요합니다. 처음 배송 로봇을 설치할 당시에 로봇 제조사에서 설정해 준 대기 위치는 엘리베이터 정면, 아주 가까운 곳이었습니다. 통신이 안정적이고, 빠르게 탑승할 수 있다는 이유였습니다. 하지만 저희 커맨드센터의 김영미 부센터장님은 즉시 문제를 제기하셨습니다.

"그 자리에 로봇이 서 있으면, 휠체어를 탄 환자분이 엘리베이터에서 내릴 수 없습니다"

제조사 담당자는 "조금 쓰다 보면 환자분들도 익숙해지실 겁니다"라고 답하고 돌아갔습니다.

하지만 엘리베이터에서 휠체어를 탄 환자분이 내려야 하는데 그 앞을 막고 서서 후진도 하지 않는 로봇으로 인해, 결국 닫히는 엘리베이터 문에 환자의 휠체어가 끼이는 상황을 상상해 보십시오. 생각만 해도 답답하고, 자칫하면 위험한 상황입니다.

이 문제를 해결하기 위해 부센터장님은 직접 빈 휠체어를 가지고 수십 차례 앞뒤로 밀어 보며 로봇의 대기 위치를 조정했습니다. 결과적으로 로봇은 처음보다 조금 더 멀리, 그리고 정면이 아니라 측면에서 대기하게 되었고, 환자가 안전하게 이동할 수 있는 공간이 확보되었습니다.

대기 위치가 멀어지면 통신 문제가 생기지 않을까 걱정했지만, 실제로는 아무런 문제가 없었습니다. 다만 로봇의 대기 위치가 멀어지다 보니 엘리베이터로 달려가는 시간이 오래 걸리면서, 엘리베이터 문이 먼저 닫혀버리는 상황이 발생했습니다. 부센터장님은 이번엔 엘리베이터 제어 회사와 논의해 엘리베이터 문이 열려 있는 시간의 최댓값을 조정했습니다. 로봇이 조금 늦더라도 문이 닫히지 않고 무사히 탑승할 수 있도록 한 것입니다.

현재 저희 병원 로봇은 침대 환자 이송용 엘리베이터는 타고 있지 않지만 만약 해당 엘리베이터를 이용해야 하는 환경이라면, 휠체어보다 훨씬 큰 침대의 회전 반경까지 고려해 새로운 대기 위치를 설정해야 할 것입니다.

목적지에 도착할 곳 준비

———

자, 이렇게 산 넘고 물 건너, 정말 어렵게 로봇이 목적지에 도착했다면 마지막으로 한 가지 중요한 과제가 남아 있습니다. 바로 '로봇이 도착해서 어디에 설 것인가'입니다. 사람이라면 병동으로 물품을 배송할 때 병동 안으로 들어가 적당한 위치를 스스로 찾아가지만, 로봇은 그렇게 할 수 없습니다. '충전 위치' '엘리베이터 탑승 대기 위치' '도착 목적지' 등 POI(Point of Interest, 중요 지점) 좌표를 정확히 지정해 줘야 합니다.

로봇의 목적지는 사람이 로봇에게 접근해서 물건을 수령하기에 편리하고, 로봇이 장시간 그 자리에 머물러 있어도 다른 사람의 통행을 방해하지 않는 위치여야 합니다. 그리고 그 목적지에 사람들이 무심코 카트나 짐을 쌓아 놓지 않도록 바닥에 스티커를 붙이는 등 시각적으로 명확히 표시해 주는 것이 좋습니다.

저희도 처음에는 목적지 바닥에 별도 표시를 하지 않았는데, 병동에서는 그 위치가 물건을 세워두기 좋은 인기 지점이라 로봇이 도착하지 못하고 에러가 나는 일이 반복됐습니다. 결국 현장의 요청으로 바닥 표시를 추가하게 되었습니다.

외래 안내 로봇의 경우에는 보다 유연한 목적지 설정이 필요합니다. 예를 들어 '호흡기 내과'가 목적지일 때 혼잡한 공간을 지나 '호흡기 내과 간호사실 바로 앞'까지 가도록 목적지를 설정할 것인지, 또는 호흡기 내과가 보여서 환자가 남은 길을 찾아가는 데 어려움이 없는 '목적지 인근'까지만 안내하도록 할 것인지를 결정해야 합니다. 실제로 목적지가 가까워지면 로봇을 버리고 그냥 목적지로 직진하는 경우도 있기 때문에 꼭 목적지 바로 앞까지 가지 않아도 되는 상황이 대부분입니다.

또한 외래 안내 로봇의 목적지 이름은 여러 개이지만 실제 좌표는 하나인 경우도 있습니다. 예를 들어 저희 병원의 '입원계'와 '영상의학과'는 서로 다른 목적지 명칭이지만, 복도 양쪽으로 마주보고 있기 때문에 동일한 좌표를 공유하고 있습니다. 환자가 직접 로봇의 터치 스크린을 이용해서 목적지를 선택하거나 안내 직원이 목적지를 검색할 때에는 목적지 부서명을 선택하지만, 실제로 도착하는 위치는 해당 목적지를 쉽게 찾아갈 수 있는 동일한 좌표로 구성되는 형식입니다.

통신 상태 점검

로봇이 원활하게 작동하기 위해서는 물리적 환경만큼이나 통신 환경도 중요합니다. 로봇의 종류에 따라 Wi-Fi, LTE, 5G 등 다양한 통신 방법을 사용하며, 하나만 사용하는 경우도 있지만 두 가지 이상을 병용하기도 합니다.

LTE나 5G를 활용하면 매월 발생하는 통신비 부담이 상당합니다. 산업용 전기 요금은 제도적으로 마련되어 있는 반면, 로봇 전용 통신 요금은 체계가 제대로 갖춰져 있지 않아 통신사에 따라 로봇용 통신 요금제가 없거나, 있더라도 매우 비쌉니다. Wi-Fi만 사용하는 경우에는 기관 내 Wi-Fi 망의 밀도와 안정성이 핵심 변수가 됩니다. 음영 지역이 있다면 해당 구역에서 잦은 에러가 발생할 수 있기 때문에 필요시 Wi-Fi 중계기 설치나 망 보강을 고려해야 합니다.

특히 엘리베이터를 사용하는 로봇이라면, 엘리베이터 내부에서도 통신이 끊기지 않도록 사전 점검 및 보완이 필요합니다. 어떤 통신 방식이든 순간적인 통신 끊김 현상은 종종 발생하기 때문에 이런 상황에 대비한 대응 체계 및 관리가 필요합니다.

통합 관제 시스템 사용을 위한 사용자 동선

식당에서 서빙 로봇을 사용해 보신 분이라면, 음식을 내리거나 빈 그릇을 올린 뒤 로봇의 터치스크린에서 '돌아가라'는 명령을 직접 입력해 본 경험이 있을 것입니다. 대부분의 서비스 로봇은 이처럼 터치스크린을 통해 직접 명령을 내릴 수 있습니다.

하지만 병원처럼 넓은 공간에서 다수의 사용자가 로봇을 공유하는 환경에서는, 사용자가 로봇 근처로 가서 직접 명령을 입력하는 방식은 현실적으로 어렵습니다. 예를 들어 저희 병원의 경우, 전 직원 약 2,000명 중 658명이 로봇 관제 시스템 사용자입니다. 한 명이 세 종류의 로봇을 사용하는 경우를 한 명으로 계산해도 이렇게 많습니다. 그러니 이 수많은 사용자 중 누구라도 멀리 있는 로봇이 필요할 때, 로봇이 사용자의 위치로 와 줘야 사용할 수 있습니다

이렇게 앱으로 택시를 부르듯 PC·태블릿·스마트폰 앱을 통해 로봇을 호출하고 명령할 수 있는 '로봇 관제 시스템'이 필수적으로 구축되어야 합니다. 가정에서 사용하는 로봇 청소기 앱과도 비슷한 방식이라고 생각하면 됩니다.

문제는 로봇 제조사마다 관제 시스템의 형태와 기능이 제각각이고, 대부분 별도의 로그인 절차가 필요하다는 점입니다. 게다가 상당수 관제 시스템이 로봇 전문가의 관점에서 설계되어 있어, 일반 사용자 입장에서는 불필요한 정보가 넘치고 정작 필요

한 기능은 복잡하게 설정되어 있는 경우가 많습니다. 매년 수백 명의 신규 직원이 들어오고, 병원 전산 시스템을 익히기도 바쁜 상황에서 로봇마다 다른 관제 시스템을 따로 교육하는 것은 사실상 불가능합니다.

사용자 입장에서 한두 대의 로봇만 사용해도 이렇게 어려운데, 27대의 자율주행 로봇을 관리해야 하는 저희 커맨드센터는 더욱 난감합니다. '어떤 로봇이, 어디서, 어떻게 작동 중인지 또는 문제가 있는지'를 한눈에 파악할 수 있는 통합 관제 시스템 없이는 효율적인 관리가 불가능합니다.

이에 따라 저희는 다양한 제조사의 로봇을 하나의 시스템에서 확인하고 제어할 수 있는 '로봇 통합 관제 시스템'을 구축해 사용하고 있습니다. 로봇 SI사에서 저희의 요구사항을 반영해, 실제 사용자가 쓰기 쉬운 시스템을 만들어 주었습니다.

하지만 통합 관제 시스템이 도입된 이후에도 새로운 문제가 생겼습니다. 여러 장소에서 로봇을 사용하다 보니, 상황에 따라서는 통합 관제 시스템에 접근하는 것조차 어려운 현장이 생긴 것입니다. 그래서 각각의 사용 현장별로 사용자가 더 쉽게 통합 관제 시스템을 사용할 수 있도록 하는 추가 조치가 필요했습니다.

예를 들어 약제팀은 약을 로봇에 탑재하는 위치와 업무용 PC의 위치가 너무 멀어 약제 탑재 지점 벽에 로봇 통합 관제 시스템 전용 태블릿을 따로 설치해 드렸고, 2층 안내데스크에는 PC가 없어 노트북을 제공해 드렸습니다. 고중량 이송 로봇의 경우, 일반 서비스 로봇과 달리 하단부가 로봇이고 상부 장은 단순 적재용 장이다 보니 터치스크린이 없어 PC에서만 명령을 내릴 수 있는 상황이었는데, 상부 장에 태블릿을 부착하고 통합 관제 시스템을 탑재하여 로봇 바로 앞에서도 터치하여 명령을 내릴 수 있도록 설치해 드렸습니다.

이처럼 넓은 공간에서 다수의 사용자가 다종의 로봇을 활용하기 위해서는 로봇에 대한 접근성뿐만 아니라 통합 관제 시스템의 접근성까지 함께 고려해야 합니다. 그래야 비로소 실제 사용 가능한 로봇 환경이 구축됩니다.

4단계 –
로봇, 계속 써야 하는 걸까

비용 산정에 필요한 것

자, 이렇게 수많은 준비와 노력 끝에 로봇을 실제로 사용하게 되었습니다. 그런데 이제 PoC(Proof of Concept; 개념 검증) 단계, 즉 새로운 기술이나 장비가 실제로 쓸 만한지 테스트해 보는 과정을 마치고 본격적인 구매 결정을 내려야 할 시점이 오거나, 로봇의 사용 연한이 다가와 교체 여부를 판단해야 할 상황이 되면 누구나 이런 고민을 하게 됩니다.

"과연 이 로봇에 얼마를 더 지불해가며 계속 사용할 것인가?"

저희 병원은 로봇을 계속 사용하고 싶다는 답변이 90%가 넘을 만큼 만족도가 매우 높은 편이지만, 막상 로봇 교체 시기가 다가

오면 고민은 깊어질 수밖에 없습니다. 만약 제가 로봇 지속 사용 여부를 결정해야 하는 입장이라면, '얼마의 비용이 드는지', 그리고 '그 비용을 투입했을 때 얻는 효과는 무엇인지'를 알고 싶을 것입니다. 아주 정확하지는 않더라도, 대략적인 규모는 나와야 하겠지요.

하지만 로봇은 이 단계에서 큰 장벽에 부딪힙니다. 비용 산정이 어렵기 때문입니다. 로봇 가격은 불투명하고, 마치 고무줄처럼 들쭉날쭉합니다. 유지·보수 비용도 제각각이라 병원마다 지불하는 금액도 다릅니다.

게다가 이 로봇을 얼마나 오래 사용할 수 있을지에 대한 정보도 부족합니다. 어느 병원에서는 로봇의 핵심 부품인 라이다가 파손되어 수리를 요청했더니 해당 로봇이 단종되어서 교체 가능한 부품도 없고 대체 부품 제작 계획도 없다고 하여 결국 로봇을 사용할 수 없게 되었다고 합니다. 저희 병원에서도 단종된 로봇을 아직 사용 중인데, 남아 있는 부품이 소진되면 더 이상 수리도 불가능하다는 답변을 받은 바 있습니다. 수리 비용 자체도 병원마다, 상황마다 크게 차이가 납니다.

더 큰 문제는 로봇의 대략적인 수명조차 예측하기 어렵다는 점입니다. 로봇을 2년만 쓸 수 있을지, 그래도 5년은 쓸 수 있을지에 따라 비용 대비 효과 분석에서 2.5배의 차이를 보이게 됩니다. 그래서 한번은 로봇 제조사에게 이렇게 물어본 적이 있습니다.

"저희가 가장 많이 사용하는 이 로봇의 수명은 대략 몇 년 정도라고 보면 될까요?"

그러자 돌아온 반응은 마치 '이런 바보 같은 질문을 하는 사람을 봤나' 싶은 표정이었습니다. 그들의 설명은 이랬습니다.

"배터리는 스마트폰과 마찬가지입니다. 오래 사용할수록 충전 후 사용 가능한 시간이 점점 짧아집니다."

설명은 충분히 이해됩니다. 스마트폰도 어떤 사람은 2년 만에 교체하고, 또 어떤 사람은 8년 넘게 사용하는 것처럼, 로봇도 사용 빈도와 방식에 따라 수명이 달라질 것입니다. 같은 모델이라 하더라도 얼마나 자주, 어떻게 사용하느냐에 따라 사용 가능한 수명이 달라질 수 있다는 것도 이해가 가는 바입니다

그럼에도 불구하고, 비용 대비 효과를 분석해야 하는 입장에서는 '대략적인 기준'이 꼭 필요합니다. 예를 들어 "사용 가능 연한은 3~5년", "부품 교체 및 수리 가능 기간은 구입일로부터 7년 이내"와 같은 대략적인 기준이라도 제시되어야 할 것입니다. 이는 구체적인 예산 수립과 유지 계획을 세우는 데 필수적인 정보가 됩니다.

정량적 효과 평가

———

이처럼 비용 계산조차 쉽지 않지만, 상상력을 총동원해서라도 어느 정도 비용을 산출했다고 가정해 봅시다. 그러면 곧바로 또 하나의 질문이 기다립니다.

"우리는 로봇을 사용해서 어떤 효과를 얻었는가?"

로봇 기업이 가장 흔히 제시하는 정량적 데이터는 로봇의 '이동 거리'와 '활동 시간'입니다. 그러나 이 수치는 사용자 입장에서 체감할 수 있는 실질적인 효과를 보여주는 지표는 아닙니다.

예를 들어, 안내 로봇이 크루즈 모드로 하루 종일 병원을 돌아다녔다고 가정해 보겠습니다. 하루에 8시간 동안 수 km를 이동했더라도, 실제로 그 로봇을 통해 목적지를 안내받은 환자는 한 명도 없을 수 있습니다. 그저 '굴러다니는 전광판'처럼 돌아다니기만 하고, 누구에게도 서비스를 제공하지 않은 로봇을 두고 "정말 일 많이 했구나"라고 말하긴 어렵습니다. 즉, 이동 거리와 활동 시간은 적합한 평가 지표가 아닐 수 있습니다.

만약 제가 이동 거리와 활동 시간만으로 로봇의 성과를 부풀리고 싶다면, 배송 로봇의 충전소를 약제팀에서 아주 먼 곳으로 옮기면 됩니다. 항상 충전소에서 약제팀으로 이동하는 것부터 업무가 시작되는데, 출발 위치가 멀어질수록 로봇의 이동 거리와 활동 시간도 자연히 늘어날 테니까요.

그러나 이는 상식적으로 비효율적인 방식입니다. 로봇이 약을 받기 위해 약제팀으로 이동하는 것은 업무를 시작하기 위한 '준비 단계'이지 '업무 수행 단계'가 아니기 때문에 단순 이동 거리와 활동 시간만으로 평가할 수는 없습니다.

결국 중요한 것은 로봇 사용 시나리오마다 '얻고자 하는 서비스'를 명확히 정의하고, 그에 맞게 이동 거리, 이동 시간, 서비스 건수, 청소 면적 등 적합한 평가 지표를 설정한 뒤 결괏값을 산출하는 일입니다. 이 어려운 성과 평가를 소비자에게만 떠넘겨서는 안 됩니다. 로봇이 더 널리 보급되고 로봇 기업이 성장하려면 기업 스스로 이 문제에 더 집중해야 합니다.

하지만 아쉽게도 지금까지 많은 서비스 로봇 기업들은 기술 개발에만 몰두한 나머지, 정작 성과 평가와 효과성 입증에는 상대적으로 소홀한 모습을 보여 왔습니다. 이렇게 되면 도전적이고 호기심 많은 소비자는 로봇을 도입할 수 있겠지만, 명확한 성과와 비용 효과를 신중하게 따지고자 하는 소비자는 도입을 결정하기 어려워질 수밖에 없습니다.

설령 로봇 기업이 명확한 성과 지표를 제공한다 하더라도, 그 지표가 실제로 우리 조직 내에서 어떤 효과를 발휘했는지 정밀하게 판단하는 일은 결국 사용자의 몫입니다. 예를 들어 동일한 배송 로봇이 수행한 일이 어떤 병원에서는 '업무 보조 인력'의 일을 줄이는 결과가 되고, 다른 병원에서는 '간호사'의 업무를 줄여주는 결과가 될 수 있습니다. 이럴 경우, 인건비로 환산된 효과도 전혀 달라지게 됩니다.

또 저희 병원의 약제 배송 로봇처럼 한 사람의 업무를 100% 대체하는 것이 아니라 여러 사람의 업무를 5%, 10%씩 덜어주는 방식으로 기여하는 경우, 그 효과는 눈에 띄는 '비용 절감'으로 직결되지 않을 수 있습니다.

정성적 효과 평가

현시점에서 스마트공장이나 서빙 로봇을 사용하는 식당이 아닌 이상, 로봇의 정량적 효과가 매우 뛰어나서 반드시 계속 써야겠다는 확신을 갖는 기관은 많지 않을 것입니다. 그러나 로봇 청소기, 식기세척기, 건조기가 가사 노동을 완전히 없애지는 못해도 삶의 만족도를 분명히 높여주는 것처럼, 서비스 로봇 역시 병원 내 직원과 고객의 만족도를 높이는 정성적 효과가 있을 수 있습니다. 그리고 이 정성적 효과는, 때로는 정량적 수치보다 더 큰 설득력을 갖습니다.

저희 병원에서 간단히 시행한 설문조사 결과, 로봇을 사용하는 직원의 90% 이상이 "계속 사용하고 싶다"라고 응답했습니다. 이 수치를 통해, 로봇이 직원들에게 실질적인 만족감을 제공하고 있음을 확인할 수 있었습니다. 정성적 효과에 대한 평가는 단순한 설문을 넘어 더 많은 고민과 더 깊이 있는 접근이 필요한 영역이어서, 저희 병원도 많은 관심을 가지고 고민하고 있는 분야입니다.

이러한 노력의 일환으로, 2024년에는 과학기술정보통신부 국책 과제를 통해 외부 전문가가 참여한 의료진 심층 인터뷰를 진행했습니다. 로봇 도입을 주도한 저희 부서가 아닌 외부 전문가가 진행한 인터뷰였기에 보다 솔직한 피드백을 들을 수 있었습니다.

한 병동 간호사님은 이렇게 말씀하셨습니다.

"로봇 도입 초기에는 문제가 생기지 않을까 걱정이 많았지만 실제로 사용해 보니 로봇이 단순 업무를 대신해 줌으로써 간호사가 환자 곁에서 조금 더 시간을 쓸 수 있었고, 따뜻한 말을 한 마디라도 더 건넬 수 있어 환자 케어의 질이 확실히 높아졌다고 느꼈다."

이 한마디는 그간 로봇 도입 과정에서 겪었던 어려움을 잊게 해 주었고, 한 걸음 더 나아갈 용기를 주었습니다.

또 다른 부서에서는 기존에 타 부서 직원이 배송하던 물품을 로봇이 대신 가져오게 되면서 직접 서랍에서 물품을 꺼내야 하는 새로운 일이 생겼는데, "사람이 직접 가져왔을 때 느껴졌던 감정 노동을 줄일 수 있어 오히려 편하다"라는 예상치 못한 만족을 표현하기도 했습니다.

현재는 덴마크 연구진과 협력해, 덴마크와 한국 병원 내 로봇 사용자의 반응을 비교 분석하는 공동 연구도 진행 중입니다. 서로 다른 문화와 환경을 가진 두 나라에서 로봇이 어떻게 받아들여지는지 함께 살펴보고 있습니다.

앞으로는 이러한 연구 결과를 바탕으로 로봇이 조직 내에 도입되었을 때 직원들이 어떤 점에서 만족을 느끼고, 어떤 변화를 경험하는지를 누구나 쉽게 이해할 수 있도록 정리해 보고자 합니다.

미래를 위한
전담 조직의 필요성

로봇만 어려운 것이 아니다

로봇을 실제로 도입할 수 있도록 하나하나 도와드리겠다고 말씀
드렸지만, 이 책을 다 읽고 나서 "해야 할 숙제가 너무 많아 결국
나는 못 하겠다"라는 생각이 들었을지도 모르겠습니다. 엄두가 나
지 않을 정도로 막막한 그 기분, 저도 정말 잘 알고 있습니다.

　언젠가는 로봇 기업과 로봇 SI 기업이 충분히 성숙해지고, 지금
은 존재하지 않는 새로운 직업들이 생겨나 소비자가 복잡하게 고
민하지 않아도 손쉽게 로봇을 도입하는 세상이 올 것입니다. 하
지만 그날이 오기 전까지, 현 시점에서 로봇을 도입하려면 힘들
어도 해나가는 수밖에 없습니다. 그리고 이 어려운 일을 해내기

위해서는 전담 조직이 있다면 정말 큰 도움이 될 것입니다.

사실 어려운 건 로봇만이 아닙니다. 디지털 기술 전반이 여전히 낯설고 버겁습니다. 메타버스, 증강현실(AR), 사물인터넷(IoT), 생성형 AI, 온디바이스 AI, 그리고 이제는 피지컬 AI(Physical AI)까지─새로운 기술이 쏟아져 나오는 속도를 감당하기 힘듭니다. 저는 누구나 "앞으로 내 업무는 어떻게 바뀔까?"라는 질문을 스스로 던져야 한다고 생각합니다만, 답을 얻기 쉽지 않은 고민입니다.

나 하나 챙기기도 어려운데, 조직 전체의 체질을 바꾸는 디지털 전환(Digital Transformation, DT)은 몇몇 개인의 열정만으로 감당할 수 있는 일이 아닙니다. 현업에서 주어진 일만으로도 이미 과부하 상태인데 전혀 새로운 일을 '추가로' 맡으라고 하면 몰입해서 해내기도 어렵고, 지속하기는 더더욱 어렵습니다. 이것이 바로 제가 2019년, 전담 조직인 '커맨드센터' 설립을 요청했던 이유입니다.

처음에는 논란도 많았습니다.

"도대체 무슨 일을 하는 조직인가?"

"기존 부서에서도 할 수 있는 일 아닌가?"

당시에는 저도 명확히 설명하지 못했습니다. 다만 세상이 기술로 인해 크게 변하고 있고, 그렇다면 병원은 어떻게 변해가야 할지를 몰입해서 고민하는 조직이 필요하다는 직관적인 생각 하나만은 분명했습니다. 지금도 커맨드센터를 간단히 소개할 때는 "DT 전담 조직입니다"라고 말씀드리지만, 저희가 하는 일은 일반적으로 떠올리는 'DT 부서'와는 조금 다릅니다. 저희는 '기술을 병원 현장에 잇는' 역할을 합니다.

- 새로운 기술이 등장하면, 이를 병원의 어느 업무에 어떻게 접목할지 기획하고

- 기존 시스템과의 연계를 검토하며

- 현장에서 실제로 기술을 활용할 수 있도록 프로세스를 정비하고

- 사용자 교육과 기술 최적화까지, 전 과정을 수행합니다.

놀랍게도 이 조직에는 '기술 전문가'가 단 한 명도 없습니다. 로봇이나 기술에 대한 배경지식이 전혀 없는 의사와 간호사들이 중심이 되어, 사용자의 입장에서 기술을 현장에 적용해 나가고 있습니다. 로봇뿐만 아니라 업무 현장에서 발생하는 다양한 데이터의 생성·수집·분석, AI 기반의 업무 효율화, RTLS나 IoT와 같은 디지털 헬스케어 디바이스의 활용을 위한 프로세스 설계까지 폭넓게 다루고 있습니다.

커맨드센터는 수익을 창출하는 부서가 아닙니다. 그럼에도 이런 전담 조직의 설립을 허락해 주신 한림대학교 의료원에 진심으로 감사드립니다. 바라는 것이 하나 있다면, 앞으로는 커맨드센터와 같은 전담 조직을 보유하는 것이 특별한 일이 아니라 '당연한 일'이 되었으면 좋겠습니다.

기술은 지금 이 순간에도 우리의 삶과 일하는 방식을 빠르게 바

꾸고 있습니다. 그리고 기술 없이는 점점 줄어드는 인력을 감당하기 어려운 시대에 접어들고 있습니다. 따라서 저는 어느 기관에나 새로운 기술 적용을 위해 진지하게 고민하고, 디지털 전환을 실천할 수 있는 전담 조직이 반드시 필요하다고 생각합니다.

전담 조직이 없다면

기관마다 전담 조직이 있다면 정말 좋겠지만, 현실적으로는 쉽지 않다는 것도 잘 알고 있습니다. 특히 기관의 규모가 작거나 전담 조직을 둘 여력이 부족한 경우, 기술 도입의 격차는 점점 더 벌어질 수밖에 없습니다. 이로 인해 '디지털 전환의 빈익빈 부익부' 현상이 심화될 수 있다는 우려도 생깁니다.

소비자가 직접 전담 조직을 마련하기 힘들다면, 기업들이 더 큰 역할을 해주었으면 좋겠습니다. 로봇 분야에서는 로봇 SI 기업들이 좀 더 분발해서 적절한 설치, 맞춤형 관제, 빠른 문제 대응까지 체계적으로 '알아서 잘' 해주면 좋겠습니다. 로봇 SI 기업이 병원의 구조와 운영을 잘 파악하여 기술적인 세부 조율을 해줄 수 있는 시스템이 갖춰진다면, 사용자는 본래의 업무에 집중하면서 로봇을 '도구'로서 효율적으로 활용하는 데 집중할 수 있을 것입니다.

사실 앞서 설명한 로봇 도입 시의 설치나 시설 관련 내용은 저나 일반 사용자가 굳이 이렇게까지 알 필요가 없어야 정상입니다.

다만, 어떤 로봇 SI 기업을 만나게 될지 알 수 없는 상황에서는 병원 실무자도 기본적인 이해와 대비가 필요할 것 같아 조금 더 상세히 설명을 드린 것입니다.

지금은 로봇 기술도 더 발전해야 하고, SI 기업들의 서비스도 체계화가 필요한 시기입니다. 비즈니스 모델조차 완전히 정립되지 않은 과도기이기에, 사용자 입장에서는 너무 어렵고, 외롭고, 때로는 막막하게 느껴질 수 있습니다. 현장에서 기술 도입과 관련해 비슷한 고민을 하고 계신다면, 한림대 성심병원 커맨드센터에 문의해 주시기 바랍니다. 저희가 감당할 수 있는 범위 내에서 최대한 도움을 드릴 수 있도록 하겠습니다.

기술은 현장에서 사용하는 사람이 많아질 때, 비로소 현실을 바꾸는 힘을 발휘하게 됩니다.

제5장

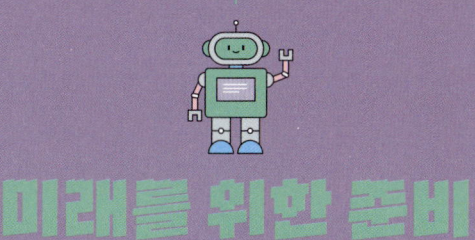

미래를 위한 준비

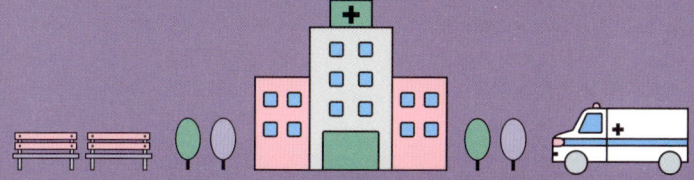

로봇의 시대가
온다

이제는 '진짜 똑똑한 로봇'이 다가오는 시대

지금까지의 내용을 읽으면서 현재의 서비스 로봇이 아직은 미숙하고 사고도 잦은, 어린아이 같은 존재처럼 느껴졌을 것입니다. 그러나 이제는 상황이 달라지고 있습니다. '대규모 언어 모델(LLM)'과 로봇이 보고 듣는 다양한 정보를 종합적으로 이해하도록 돕는 '멀티모달 AI' 기술이 탑재되면서, "센스 있게 내 말을 알아듣고, 상황을 파악하는 로봇"이 우리와 함께할 날이 머지않았습니다.

다만, '말을 잘 알아듣는 것'과 '제대로 행동하는 것'은 전혀 다른 문제입니다. 이제는 '이해한 대로, 현실에서 정확히 행동하는 로봇'을 구현하기 위한 '물리적 AI(Physical AI)' 연구도 본격화되고 있으니, 이제는 '똑똑하게 움직이는 로봇'을 일상에서 만날 날이 다가오고 있습니다.

2025년 초, 미국의 휴머노이드 로봇 기업 "Figure AI"가 유튜브에 공개한 〈Introducing Helix〉 영상을 보면 그 가능성이 생생하게 느껴져 살짝 소름이 돋을 정도입니다. 두 대의 휴머노이드에게 처음 보는 식료품을 주고 "잘 협력해서 정리하라"는 지시를 내리자 두 로봇은 어떤 물건은 냉장고에, 어떤 물건은 상온 저장고에 차례로 정리합니다. 한 로봇이 냉장고에 넣을 물건을 냉장고에 더 가까이 있는 다른 로봇에게 건네주기도 합니다. 이 로봇들은 'Helix'라는 VLA(Vision-Language-Action model, 시각-언어-행동 통합 모델)를 활용해 사람의 말을 자연스럽게 이해하고, 실제 행동으로 옮겼습니다. 사전에 학습되지 않은 가정용품도 시각적으로 인지하고, 상체 전체를 정밀하게 제어해 실제 움직이는 모습을 보여주었습니다. 그 영상을 보고 있으면 '이제는 로봇이 정말 상상만 했던 일들을 해낼 수 있겠구나' 하는 생각이 절로 듭니다.

현재로서는 로봇이 궁금하긴 하지만, 아직은 굳이 사용해 볼 필요성을 느끼지 못하는 이들도 있을 겁니다. 그런 분들께는 지금 당장 무엇을 해야 한다기보다는, '로봇과 함께 살아가는 시대가 오고 있다'는 인식만으로도 충분하다고 말하고 싶습니다. 실제로 로봇을 사용해야 할 상황이 오면, 그때 사용법을 익히면 됩니다.

예전 키오스크를 처음 접했을 때를 떠올려 보면 이해가 쉬울 것 같습니다. 처음에는 많은 분들이 낯설고 불편해했지만 지금은 키오스크 사용이 일상이 되어, 오히려 사용하지 못하면 불편해지는 시대가 되었습니다. 로봇도 마찬가지로, 지금은 생소하지만 머지않아 자연스러운 일상이 될 가능성이 큽니다.

하지만 인력난이 심각한 산업에 종사하고 있는 분들이라면, 이야기가 달라집니다. 지금이야말로 로봇과 어떻게 공존할지를 진지하게 고민해야 할 시점입니다. 특히 경영자나 고용주라면, 우리 산업에서 로봇을 어디에, 어떻게 활용할 수 있을지에 대한 진지한 고민이 필요합니다. 병원, 사무실, 공공시설처럼 사람과 로봇이 함께 움직이고 통제가 어려운 환경에서는 단순히 로봇을 투입하는 데 그치지 않고, 환경과 작업 방식 전반의 변화를 함께 고려해야 합니다.

어떤 환경에서든 로봇에게 사람의 일을 그대로 흉내 내게 하려는 시도는 실패하기 쉽습니다. 예를 들어 로봇에게 사람처럼 손빨래를 시키려 한다면— 물에 적시고, 비누칠하고, 문지르고, 헹구고, 짜는 방식으로는 현존하는 최고의 휴머노이드조차 해내지 못할 것입니다. 무엇보다 이를 구현하는 데 막대한 비용이 들 것입니다.

하지만 지금의 세탁기는 사람의 손빨래와는 전혀 다른 방식으로, 같은 결과를 더 효율적으로 만들어내는 방식을 채택한 기술입니다. 이처럼 로봇에게 특정 업무를 맡기려면 단순히 사람의 일을 '대신 시키는 것'이 아니라, 그 일이 가능하도록 환경과 프로세스, 사고방식까지 바꿔야 합니다.

또한 로봇이 필요한 산업 분야에서 일하고 있고 앞으로도 5년 이상 지금의 일을 계속할 계획을 가진 피고용인이라면, "로봇은 대신할 수 없는, 내가 꼭 필요한 일은 무엇이며, 나는 그 일을 어떻게 더 잘할 수 있을까?"를 고민해 봐야 합니다.

익숙한 일을 오랫동안 반복해 온 사람일수록 10년, 20년 해오던 일을 바꾸려 하면 머릿속이 복잡해지고, 때로는 거부감이 들 수 있습니다. 하지만 인건비가 계속해서 상승하는 지금의 상황에서는, 고용주 입장에서 단순 반복 업무는 로봇으로 대체할 유인이 점점 커질 수밖에 없습니다. 실제로 키오스크가 도입되면서 주문과 계산 업무가 줄었고, 서빙 로봇이 도입되면서 서빙 인력도 줄었습니다. 같은 이유로 무인 카페나 무인 매장도 빠르게 늘고 있습니다.

이러한 변화는 거스를 수 없는 시대적 흐름입니다. 불과 몇 년 전까지만 해도 멀게 느껴졌던 AI는 이제 일상 속으로 깊숙이 들어왔습니다. 그리고 우리는 점점 이런 말을 자주 듣게 됩니다.

"AI가 당신의 일자리를 뺏는 것이 아니라, AI를 잘 활용하는 사람이 AI를 잘 활용하지 못하는 당신의 일자리를 빼앗을 것이다."

이 말은 더 이상 단순한 우려가 아니라, 현실이 되고 있습니다. 2025년 8월 스탠퍼드대학교에서 발표한 논문에 따르면, AI 노출이 많은 직군에서 22~25세 사회 초년생의 고용이 약 13% 감소한 것으로 나타났습니다. 사회 초년생은 대개 문제 해결이나 의사 결정과 같은 고차원적 업무보다는 단순하고 반복적인 업무를 담당하는데, 이런 업무들이 AI로 자동화되면서 점차 대체되고 있는 것입니다. 그 결과, 숙련자들은 사회 초년생에게 업무를 맡기고 그들을 훈련시키기보다 AI를 활용해 생산성을 유지하거나 높이는 선택을 하고 있었습니다.

로봇도 마찬가지입니다. 로봇을 얼마나 잘 활용하는지가 곧 기업의 경쟁력이 될 것입니다. 개인 차원에서도 로봇으로 대체 가능한 일자리, 로봇이 더 잘할 수 있는 일자리는 점차 사라지게 될 것입니다. 그 대신, 로봇과 함께하는 새로운 직업이 생겨날 것입니다.

로봇과 공존하기 위한 노력
—

인구 감소와 고령화가 가속화되면서, 좋든 싫든 우리는 로봇의 도움이 절실한 시대에 접어들고 있습니다. 결국 함께 살아갈 수밖에 없는 존재라면, 로봇이 더 잘 일할 수 있는 환경을 갖추어 공존을 보다 원활하게 만드는 편이 현명한 선택일 것입니다.

첫 번째로 고려해야 할 것은 '공간적 환경'입니다. 새로운 공간을 설계하거나 기존 공간을 리모델링할 기회가 있다면, 로봇 친화적인 구조를 미리 반영하는 것만으로도 향후 시행착오를 줄이는 데 큰 도움이 됩니다. 예를 들어 더 넓은 복도, 로봇이 자유롭게 통과할 수 있는 자동문, 로봇과 연동 가능한 충분한 수의 엘리베이터 등이 마련되면 로봇 운영의 효율은 훨씬 높아질 것입니다.

사실 로봇이 일하기 좋은 환경 요소를 살펴보면, 놀랍게도 '유니버설 디자인(Universal Design)'과 매우 닮아 있습니다. 유니버설 디자인이란 나이, 성별, 장애 유무와 관계없이 모두에게 편리한 환경과 제품을 설계하는 철학입니다. 예를 들어 자동문, 넓은 복도, 경사가 완만한 경사로 등이 이에 해당합니다.

대표적인 것이 바로 레버형 손잡이입니다. 예전에는 둥근 회전식 손잡이가 흔했지만, 이는 관절염 환자, 어린이, 장애인, 고령자에게 불편했습니다. 반면 레버형 손잡이는 손힘이 약해도, 심지어 팔꿈치로도 눌러 열 수 있는 구조로, 유니버설 디자인의 좋은 예시이자 휴머노이드 로봇에게도 훨씬 다루기 쉬운 구조입니다.

결국 고령화로 인해 거동이 불편한 인구가 늘어나는 현실에서 사람을 배려한 디자인이 곧 로봇의 업무 난이도를 낮추는 길이 됩니다. 앞으로는 모두에게 적합한 공간과 제품을 설계하는 일이 더욱 중요해질 것입니다.

두 번째는 '사람의 태도와 배려'입니다. 로봇이 주어진 임무를 제대로 수행하려면, 조직 구성원 모두가 조금씩 로봇을 배려하는 문화가 먼저 만들어져야 합니다. 이 점을 설명하기 위해, 제 아이가 일곱 살 때 겪은 작은 모험 하나를 떠올려 봅니다.

'혼자 편의점 다녀오기' 미션을 처음 시도했을 때였습니다. 횡단보도에서는 한 아주머니가 "같이 건너자"며 아이의 손을 잡아주셨고, 미리 상황을 설명드렸던 편의점 사장님은 아이가 들고 간 돈에 맞는 과자를 고를 수 있도록 도와주셨습니다. 마지막에는, 미션을 마치고 신이 난 아이가 신호를 무시하고 횡단보도를 건너려 하기에 제가 급히 달려가 아이를 붙잡았습니다.

그날 저는 "아이 하나 키우는 데 마을 하나가 필요하다"라는 말의 의미를 절실히 실감했습니다. 경험이 부족하고 서툰 아이가 세상을 살아가는 데 이렇게 많은 이들의 도움이 필요하구나 싶었습니다.

로봇도 마찬가지입니다. 아직 미숙한 존재인 로봇이 임무를 잘 수행하기 위해서는 주변 사람들의 작은 배려가 꼭 필요합니다. 주행 속도가 느리거나 동선이 마음에 들지 않더라도 조금만 이해해 주고, 로봇이 제대로 작동할 수 있도록 프로세스를 지켜주며, 문제가 발생하면 지켜보고 도와줘야 합니다. 이러한 작은 실천들이 쌓여야 로봇과의 공존이 현실화될 수 있습니다.

왜 이렇게 도덕책에나 나올 법한 당연한 이야기를 하는 걸까요? 그 이유를 설명해 주는 실제 사례가 있습니다.

어느 날, 병원 내 특정 구역에서 반복적으로 로봇이 위치를 잃고 오류를 일으키는 문제가 발생했습니다. 주행에는 문제가 없어 보이는 공간이었기에, 김영미 부센터장님이 이 상황을 인지하고 로그 분석 등 가능한 모든 기술적 조치를 시도했지만 원인을 찾지 못했습니다.

결국 CCTV를 확인한 결과, 문제의 원인은 놀랍게도 병원 직원의 행동이었습니다. 나쁜 의도를 갖고 부수려고 한 건 아니고 그냥 로봇을 툭 미는 행동이었지만, 로봇 입장에서는 방향을 잃고 주행 오류로 이어지는 원인이 된 것입니다. 직원 입장에서는 빨리 이동해야 하는데 로봇이 앞에서 천천히 굴러가고 있으니 답답하고 불편하게 느꼈을 수 있습니다. 하지만 별일 아니라고 생각하고 한 행동이 로봇에게는 큰 문제로 이어졌습니다.

이 일을 계기로 부센터장님은 이송 직원들을 대상으로 로봇의 역할과 운영 원리를 알리고, 로봇을 배려하는 문화의 필요성에 대한 교육을 주기적으로 진행하고 있습니다. 이후 이런 유형의 에러는 크게 감소했습니다. 이제는 더 나아가 '로봇과 함께 살아가는 문화'를 만들어가기 위한 캠페인을 기획하고 있습니다.

로봇은 단순한 기계 장비가 아니라, 인간과 협력하며 함께 일하는 동료로서 우리 곁에 있다는 것을 기억했으면 좋겠습니다.

좋든 싫든, 로봇과 함께 살아갈 수밖에 없다
—

정말 로봇을 꼭 써야 할까요? 저는 그렇게 될 수밖에 없다고 생각합니다. 그 이유는, 제가 이미 비슷한 변화를 경험해 봤기 때문입니다.

20여 년 전, 병원에 전자의무기록(Electronic Medical Record, EMR) 시스템이 처음 도입되었을 무렵, 저는 전공의로 근무하고 있었습니다. 그전까지는 모든 진료 기록을 종이 차트에 손으로 작성해야 했습니다. 외래 환자가 많은 교수님의 진료를 보조하려면, 전날 밤을 새우며 종이 차트 200여 개를 쌓아놓고 앞뒤를 뒤져가며 요약 문구를 일일이 작성해야 했습니다. 지금 생각하면 말도 안 되는 일이지만, 당시 21세기 대한민국의 대표 병원 현실이 그러했습니다.

그래서 EMR 도입 소식을 들었을 때, 저는 솔직히 무척 기뻤습니다. 검사 결과를 일일이 손으로 옮겨 적지 않아도 복사·붙여넣기가 가능하고, 환자의 병력을 손으로 쓰는 대신 키보드 입력으로 더 빠르고 정확하게 기록할 수 있었기 때문입니다.

하지만 40년 넘게 종이 차트를 써온 노교수님들께는 청천벽력 같은 변화였습니다. 컴퓨터 사용이 익숙하지 않아, 간단한 기록도 '독수리 타법'으로 입력하느라 진료 속도가 크게 떨어졌습니다. 환자의 신체 병변을 간단히 그림으로 표시하던 습관도 문제였습니다. 종이 차트에는 쉽게 그릴 수 있었지만, 마우스를 들고 그림판에 그리려니 몹시 불편했던 것입니다.

결국 일부 교수님들은 EMR을 거부하고 종이에 계속 기록하셨습니다. 그러나 그렇게 작성한 기록은 다시 스캔해 이미지 파일로 올려야 했고, 진료 시 해당 파일을 찾아야 하는 불편함이 뒤따랐습니다. 시간이 흐르면서, 몇 년 동안 버티던 분들도 결국 타자 연습을 하며 EMR을 사용하게 되었습니다.

로봇도 마찬가지라고 생각합니다. 이미 로봇 배송을 경험해 본 우리 병원 의료진은 로봇이 단체로 오류를 일으켜 일을 하지 못하는 날이면 "이게 말이 되나? 이 상황에서 어떻게 일하라는 건가?" 하고 불평을 쏟아냅니다. 그만큼 로봇이 없는 상황이 오히려 낯설고 불편할 정도로 익숙해졌다는 뜻입니다.

아주 많은 분야에서 로봇이 본격적으로 활용되는 시점이 5년 후일지, 10년 후일지는 알 수 없습니다. 그러나 '로봇과 함께 살아가야 한다'는 방향성만큼은 분명합니다. 어차피 맞이해야 할 미래라면 조금 일찍 경험해 보고 시행착오도 겪으면서 더 나은 방식으로 적응해가는 것이 훨씬 현명한 길일 것입니다.

저희 역시 수많은 실험과 실패를 반복하며, 다음에는 더 잘하기 위해 끊임없이 좌충우돌하고 있습니다. 모두가 다 이런 시행착오를 겪으면서 달려갈 필요는 없겠지만, 적어도 무조건 거부하거나 부정적으로 배척하는 태도는 개인과 조직 모두의 경쟁력을 떨어뜨릴 수 있습니다.

로봇을 지금 당장 사용하든 그렇지 않든, 꾸준히 관심을 갖고 기회가 생길 때마다 적극적으로 활용해 보는 것, 그것이야말로 우리가 미래를 준비하는 첫걸음입니다.

로봇 시대,
우리 사회는 무엇을 준비해야 할까

이제는 '표준'이 필요하다

이제 막 로봇과 함께하는 삶이 시작되고 있는 이 시점에서, 반드시 준비해야 할 것이 있습니다. 바로 '표준'입니다. 처음 다양한 로봇을 도입했을 때 가장 놀라웠던 것은 로봇마다 비상 정지 버튼의 모양, 위치, 작동 방식, 해제 방식, 해제 이후 발생하는 일이 모두 제각각이었다는 점이었습니다.

"응급 환자가 발생해 심폐소생술을 하면서 중환자실로 신속히 이동하는데, 로봇이 복도를 막고 있으면 어떻게 해야 하나요?"

이 질문에 우리는 이렇게 답했습니다.

"로봇이 고장 나도 괜찮으니, 비상 정지 버튼을 누르고 옆으로 치워 버리세요."

하지만 막상 현장에서는 비상 정지 버튼을 누르는 것조차 쉽지 않았습니다. 어떤 로봇은 버튼이 정강이 높이에 달려 있고, 오목한 홈 안에 있어 가까이 가면 아예 보이지 않는 데다, 버튼을 누르려면 쪼그려 앉아야 했습니다. 결국 저희는 비상 정지 버튼 위치를 안내하는 화살표 모양 스티커를 따로 제작해서 붙였습니다.

해당 기업에 이러한 상황을 알리고 버튼 위치 선정 이유를 묻자 돌아온 답은 '디자인 상의 고려'였습니다. 하지만 이건 단순히 '멋'을 위한 디자인으로 결정할 문제가 아닙니다. 산업용 기계 및 로봇의 안전 기준을 다루는 국제표준화기구(International Organization for Standardization, ISO) 13850에는 "비상 정지 장치는 작업자가 쉽게 접근하고 식별할 수 있는 위치에 설치되어야 한다"라고 명시되어 있습니다. 앞선 사례는 이 기준에 전혀 부합하지 않는 상황이었고, 응급 상황에서는 치명적인 혼란을 초래할 수도 있었습니다.

유럽에서는 CE 인증을 받지 않으면 청소, 배송, 안내 로봇 등 서비스 로봇의 상용화가 불가능합니다. 그런데 비상 정지 버튼이 위와 같은 구조라면, CE 인증은 당연히 불가능합니다. 저희 병원에 도입된 한국산 로봇 중 CE 인증을 받은 제품은 단 한 대도 없었습니다.

처음부터 표준에 맞춰 설계했다면 어땠을까요? 한 번 양산된 로봇의 버튼 구조를 나중에 바꾸는 것은 거의 불가능에 가깝습니다. 이런 식으로 빠르게 출시하려다 잘못된 기술을 답재하면, 나중에 훨씬 더 많은 시간과 비용을 들여 수정할 수밖에 없는 '기술 부채(Technical Debt)' 상황에 빠지게 됩니다. 따라서 서비스 로봇을 개발하거나 도입할 때는 처음부터 '표준'이라는 큰 틀을 반드시 염두에 두어야 합니다.

로봇의 이러한 기술적 요소에 대한 국제표준은 이미 활발히 논의되고 있습니다. 해외 수출을 목표로 하는 국내의 로봇 기업이라면 이러한 흐름에 맞춰가야 할 것입니다. 다만 산업용 로봇과 달리 서비스 로봇에 대한 표준은 아직 초기 단계인 요소도 있기 때문에, 표준이 부재한 영역이라면 표준을 만들어가기 위한 노력도 함께 해야 할 것입니다.

표준의 필요성은 기술적 요소에만 국한되지 않습니다. 사람이 치이면 생명까지 위협받을 수 있는 자동차가 우리 일상 속에 함께할 수 있는 이유는 신호등, 횡단보도, 교통 법규와 같이 사람과 자동차가 안전하게 함께 지낼 수 있는 기준이 충분히 마련되어 있기 때문입니다.

마찬가지로 로봇이 사람과 함께 살아가기 위해서는 어느 국가, 어느 장소에서나 통용되는 공통의 규칙이 필요합니다. 이러한 기준이 마련된다면 초기 도입 과정에서의 혼란을 크게 줄일 수 있을 것입니다.

특히 안전에 민감하고 복잡한 환경인 병원의 경우, 로봇을 처음 도입하는 기관이 겪는 시행착오를 줄이기 위해서는 공통적으로 적용할 수 있는 '운영 표준'이 반드시 필요합니다. 저희는 이러한 필요성을 절실히 느끼고, 국내 표준 전문가들과 함께 병원 내 서비스 로봇 활용을 위한 표준 제정 작업에 참여하고 있습니다.

2025년에는 ISO 산하 TC 304(Technical Committee 304: Healthcare organization management, 보건의료 조직 관리 기술위원회)에 'Working Group 9'이 새롭게 구성되었습니다. 이 작업반은 한국의 주도로 만들어졌으며 '스마트 병원'을 대상으로 한 표준화 작업을 담당하고 있습니다. 저 역시 전문위원으로 참여해 '병원 내 약제 배송 로봇 업무 프로세스 표준화'를 비롯한 다수의 국제 표준 제정에 협업하고 있습니다.

제대로 쓰이는 로봇을 만들기 위한 기업의 노력
—

저희는 그동안 국책 과제를 통해 로봇을 도입해 왔기에, 가능한 한 국내 로봇 기업의 제품을 우선적으로 활용하려 노력해 왔습니다. 그런데 성능도 우수하고 가격도 저렴하며 로봇 제어 관련 인터페이스까지 개방적으로 제공하는 중국산 로봇을 보면서 국내 로봇 기업의 경쟁력에 대해 다시 한번 고민하게 되었습니다.

지금까지 국내 서비스 로봇은 명확한 목적 없이 '이 정도면 수요처에서 알아서 잘 쓰겠지'라는 막연한 가정 아래 만들어진 경우가 많았습니다. 그 결과, 겉보기에는 비슷한 로봇이지만 실제 현장마다 요구사항이 크게 다름에도 불구하고, 이를 충분히 반영한 제품은 드물었습니다.

못을 박을 때는 망치가 필요하고, 나사를 조일 때는 드라이버가 필요합니다. 그런데 지금까지의 로봇은 마치 쇳덩이 하나를 건네주며 "이걸로 못도 박고 나사도 조여서 잘 써보세요"라고 하는 듯한 인상을 주는 경우가 많았습니다. 용도에 따라 도구가 달라야하듯, 로봇도 수요에 맞는 정밀한 설계와 사전 이해가 필수적입니다. 앞서 예로 든 빠른 배송이 중요한 '식음료 배달 로봇'과 안전이핵심인 '병원 로봇'의 차이가 바로 그 사례입니다.

물론 현실적으로는 로봇 하드웨어 설계와 양산에 드는 비용 등을 고려할 때 수요처별로 맞춤형 로봇을 따로 만드는 것은 어려운일입니다. 그렇기 때문에 더욱 하드웨어는 범용적일 수 있도록 구성하고, 소프트웨어와 데이터 구조는 수요처의 요구에 따라 더 유연하게 대응할 수 있어야 합니다. 그러나 현재 국내 로봇 기업의제품은 소프트웨어적인 로봇 기능 변경이 유연하지 못하고, 데이터 접근성도 제한적인 경우가 많습니다.

그동안 로봇 기업들은 로봇을 만드는 것 자체, 즉 기계공학적인측면에 집중해 왔다면 이제는 소비자를 이해하고, 소비자에 적합한 서비스 디자인을 설계하며, 완결성 있는 유지 및 관리까지 가능한 시스템으로 한 발 더 나아가야 할 시점이라고 생각됩니다. 앞서 로봇 시대가 열리면서 '로봇과 함께 일하는 새로운 직업'도등장하게 될 것이라고 말씀드렸는데, 로봇 그 자체보다 로봇을 사용하는 '사람'에 집중하는 직업이 강화되어야 한다고 생각합니다.

미국의 로봇 기업 "Aethon"은 2004년 설립 이후 TUG 로봇을 병원 물류에 적용해 온 회사로, 2025년 발표에 따르면 북미, 유럽, 아시아의 300여 개 병원에 로봇을 도입했다고 밝혔습니다. "Aethon"은 '턴키(turn-key)' 방식의 설치 및 사용 중 최적 지원이 가능하다고 강조했습니다. 턴키란 '열쇠(key)를 돌리면(turn) 모든 설비가 가동되는 상태'로 인도한다는 개념으로, 처음부터 끝까지 완결된 형태로 제공하는 방식을 의미합니다. 즉, "Aethon"은 로봇을 도입하려는 병원에 완결형 솔루션을 제공합니다.

- 어떤 물품을 배송할지, 이에 필요한 로봇은 몇 대인지, 충전소 위치와 배송 경로는 어떻게 할지를 설계해 줍니다.

- 통신·전기 설비·엘리베이터·자동문 연동까지 지원합니다.

- 실제 사용 중에는 24시간 365일 문제 상황에 대응하고, 자동화 알고리즘을 통해 지원이 필요한 상황을 감지하여 즉시 현장의 문제를 해결합니다.

- 로봇 운영 통계 및 데이터를 제공합니다.

이처럼 전방위적 지원이 가능하다면, 저희가 로봇 도입 과정에서 겪었던 수많은 문제 대부분이 해소될 것입니다. 이러한 강점이 있었기에 "Aethon"의 로봇이 여러 국가의 병원에 성공적으로 도입될 수 있었다고 생각합니다. 이는 한국 로봇 기업들이 반드시 개선해 나가야 할 과제이기도 합니다.

이제는 다 같이 힘을 합쳐야 한다

———

2025년 4월, 한국에서는 'K-휴머노이드 연합'이 출범했습니다. 산업통상부가 주관하고, 정부·학계·로봇 기업 등 50여 개 기관이 참여한 대규모 연합입니다. 전 세계적으로 휴머노이드에 대한 관심이 뜨거운 가운데, 미국과 중국이 빠르게 앞서가는 상황에서 한국도 연구 역량과 산업 생태계를 총동원해 국가 차원의 성장을 도모하려는 것입니다. 매우 바람직한 움직임이라고 생각합니다. 저희 역시 의료와 돌봄 분야에서 활용할 수 있는 휴머노이드 개발을 위해 수요자의 목소리를 전달하려 노력하고 있습니다.

다만 아쉬운 점도 있습니다. 휴머노이드가 주목받는 것은 반가운 일이지만, 관심이 휴머노이드에만 집중되어서는 곤란합니다. 서비스 로봇 전체 분야의 균형 잡힌 발전이 함께 이루어져야 합니다. 다행히 우리나라에는 다른 국가에 비해 기술적으로 뛰어난 서비스 로봇 기업들이 있고, 새로운 기술을 빠르게 수용하고 적극적으로 피드백을 주는 우수한 수요처도 많습니다. 학계와 로봇 기업, 다양한 수요처가 힘을 합친다면 한국의 서비스 로봇 경쟁력은 훨씬 더 높아질 수 있습니다.

저희 역시 그동안 로봇을 사용하며 다양한 경험을 해본 국내외의 선도적인 병원들과 교류하며 로봇 사용 사례와 경험을 수집하고, 이를 공유하기 위한 노력을 해왔습니다. 2022년과 2023년에는 '병원에서의 서비스 로봇 활용'을 주제로 포럼을 열어 병원들의 의견을 모으고, 로봇·공간·규제 전문가들과 함께 '어떻게 하면 병원에서 로봇을 더 잘 사용할 수 있을까'를 논의했습니다.

또한 의료계의 다양한 학술대회와 심포지엄에서 로봇 관련 발표를 하고, 직접 찾아오는 수많은 병원에 벤치마킹을 제공했으며, 다른 병원을 직접 방문해 현장의 고민을 듣고 도움을 드리기도 했습니다. 그러나 결국 한림대학교 성심병원이라는 단일 기관의 노력만으로는 분명 한계가 있었습니다.

저희는 국내의 크고 작은 많은 로봇 기업들과 협력하며 소비자의 목소리를 전달하고 비즈니스 모델 구축을 위해 함께 노력해 왔습니다. 그러나 병원이나 돌봄 기관에서 실질적으로 도움이 되는 로봇이 활발히 구매되고, 그 수요를 기반으로 의료와 돌봄에 더 적합한 로봇과 서비스가 만들어지는 산업 생태계가 아직 충분히 활성화되지 않다 보니, 지금은 범국가적 차원에서 재정적·제도적 지원이 반드시 필요한 시점이라고 생각합니다.

첫 번째로 국가적 차원의 장기 비전이 마련되어야 합니다. 10년, 20년 후의 인구 구조를 고려할 때, 의료와 돌봄 분야에 로봇이 어떻게 활용되어야 지속 가능한 체계를 만들 수 있을지에 대한 청사진이 필요합니다. 그 비전에 기반해 연구, 실증, 확산이 체계적으로 이루어진다면 훨씬 디 큰 사회적·경제적 효과를 낼 수 있을 것입니다.

 물론 그동안 국가 차원의 지원이 없었던 것은 아닙니다. 다만 지금까지는 로봇 원천 기술 개발, 상용화, 수요자 입장의 활용 연구가 각각 따로 진행되어 왔기에, 누구나 체감할 수 있는 실질적 서비스로 이어지기 어려웠던 것 같습니다.

 특히 의료와 돌봄 분야는 상업적 성공 가능성은 낮고, 난이도는 높은 탓에 그동안 비인기, 비주류 분야로 여겨져 왔습니다. 그러나 일본보다 두 배 가까이 빠른 속도로 초고령 사회에 진입하고 있는 대한민국에서는, 이 문제가 더 이상 미룰 수 없는 국가적 과제입니다.

 앞서 말씀드렸듯이, 공장에서 일을 잘하는 로봇이 곧바로 의료 서비스 보조나 돌봄 업무도 잘하는 것은 아닙니다. 따라서 의료 및 돌봄 분야는 단순히 로봇을 활용하는 여러 산업 분야 중 하나로 보는 것이 아니라, 별도의 중요한 영역으로 분류하고 보다 집중해서 고민해야 합니다. 이를 위해 의료진, 돌봄 전문가, 로봇 개발자, 공간 및 서비스 디자이너, 정책 및 규제 전문가 등 다양한 분야의 전문가들이 심도 있는 논의를 이어가며, 국가 차원의 연구·지원 방향을 함께 설계하는 노력이 뒤따라야 합니다.

 우리나라의 의료기관들은 그동안 세계 어느 나라보다도 적극적으로 로봇을 사용해 왔습니다. 이 경험을 공유하고, 문제점과 해결 방안을 체계적으로 모아 활용할 수 있는 시스템이 갖춰진다면 큰 자산이 될 것입니다. 여기서 실패 경험은 더욱 중요합니다.

그러나 한국에서는 실패를 부끄러워하는 경향이 강해, 소중한 경험이 사장되는 경우가 많습니다. 이는 매우 안타까운 현실입니다.

두 번째로, 관련 산업 생태계 활성화를 위한 다양한 재정적·제도적 지원이 필요합니다. 병원은 사실 로봇 구매력이 별로 없습니다. 코로나 팬데믹과 의정 갈등을 겪으며 재정적 어려움이 커졌고, 그 결과 신기술 도입이나 혁신 투자를 감당하기가 더 힘들어졌습니다. 게다가 로봇을 도입한다고 해서 인건비가 즉각 줄어드는 것도 아니고, 환자를 위해 더 좋은 서비스를 제공한다고 해서 병원의 수입이 늘어나는 구조도 아닙니다. 이런 상황이 지속된다면, 병원들은 결국 로봇 도입을 외면하게 될 것입니다.

그러나 지난 3년간 로봇을 활용하며 분명히 깨달은 점이 있습니다. 로봇은 많이 써 본 사람이 더 잘 쓴다는 것입니다. 익숙해질수록 아이디어가 떠오르고, 그 아이디어가 더 나은 활용으로 이어집니다. 그래서 보수적인 의료진도 로봇에 대한 이해도를 높일 수 있도록, 교육 차원에서라도 로봇 도입을 활성화할 수 있는 재정적 지원이 필요합니다.

또한 아무리 잘 만든 로봇이라도 설치만 해두면 제대로 활용되기 어렵습니다. 사용자 교육은 필수입니다. 단순히 버튼을 눌러 업무를 수행하는 법만 가르치는 데 그쳐서는 안 됩니다. 로봇을 활용함으로써 어떤 가치 있는 의료 행위를 더 할 수 있는지, 좁은 공간에서 로봇과 어떻게 함께 살아가야 하는지까지 이해할 수 있도록 문화 형성까지 아우르는 교육이 이뤄져야 합니다.

병원의 구매력이 높아지고 시장이 활성화되면, 기업도 병원에 적합한 로봇을 개발할 유인이 생깁니다. 하지만 지금은 병원 현장의 피드백이 있더라도, 기업 입장에서는 이를 반영해 수정하는 것이 곧 비용 투자로 이어지기 때문에 부담스러운 데다 결과를 확신할 수 없으니 실행에 옮기지 못하는 경우가 많습니다. 이런 상황이 지속되면 병원은 로봇을 사고 싶어도 적절한 제품이 없어 도입하지 못하고, 시장은 정체되는 악순환에 빠질 수 있습니다.

로봇의 하드웨어와 소프트웨어를 기획·개발·실증·활용·확산하는 전 과정에 의료 전문가와 로봇 전문가의 긴밀한 협업이 필요합니다. 그러나 이 모든 단계를 중소기업이나 스타트업이 독자적으로 감당하기는 어렵기 때문에 이에 대한 제도적·재정적 지원이 반드시 필요합니다.

규제 및 지원 정책에 대한 논의도 더욱 활발해져야 합니다. 예를 들어, 로봇이 병동을 라운딩하다가 고통스러운 표정으로 신음하는 환자를 발견했다고 가정해 보겠습니다. 이때 로봇이 의료진에게 "홍길동 환자가 통증을 호소합니다"라고 알리고, 환자가 어떤 증상을 호소하는지 로봇이 수집한 내용이 EMR에 자동으로 기록된다면 얼마나 유용할까요?

그러나 이 과정에서 로봇이 환자의 이름을 묻거나 안면 인식으로 식별하는 단계마다 발생하게 될 개인정보와 정보 보안 이슈를 어떻게 해결할지 생각하면 눈앞이 캄캄해집니다. 중요한 정보를 안전하게 보호하면서도 기술을 효과적으로 활용할 수 있는 방안을 반드시 마련해야 합니다.

심지어 통신비 문제도 현실적인 장애물입니다. 로봇은 단순히 위치 정보, 업무 상태, 배터리 잔량 등 단순한 데이터를 주고받을 뿐인데도, 로봇 전용 저가 통신 요금제가 없어 실제로는 제 개인 통신 요금보다 비싼 비용을 지불하고 있는 실정입니다.

지금까지 연구개발, 지원 정책, 규제 개선 방안이 전혀 없었던 것은 아닙니다. 다만 현실은 10m 높이의 거대한 담장이 아니라, 50cm짜리 작은 장애물이 수백 개가 늘어선 상황에 가깝습니다. 결국 하나하나 넘다 지쳐서 목적지까지 도달하지 못하는 것입니다.

이제는 이러한 장애물들을 조금이라도 더 수월하게 넘을 수 있도록 모두가 힘을 합쳐 실효성 있는 제도와 지원 체계를 마련해야 할 때입니다.

로봇을 어떻게 더 잘 사용할 수 있을지, 발생하는 문제를 어떻게 해결할 수 있을지 고민하며 끙끙 앓은 지 이제 겨우 3년 반. 하지만 체감으로는 10년은 지난 듯합니다. 그 사이 너무 많은 일이 있었고, 많은 것이 변해왔기 때문입니다.

　병원에서 일하는 대부분의 의사들처럼 평소에는 환자나 동료 의료진 외에는 만날 일이 거의 없던 제가, 로봇에 대한 고민을 시작한 후 전혀 예상치 못한 분들과 만나게 되었습니다.

　로봇 연구자, 로봇 기업, 정부 부처와 산하 기관, 건축·도시·표준화·서비스디자인 전문가, 마케팅·영상 제작자, 호텔과 공동주택 등 다양한 로봇 수요처 관계자들과 심지어 외국의 고령부 장관님까지. 또한 국내외 여러 병원들과 연결되어 함께 고민하고, 서

로의 경험을 공유하는 소중한 기회를 얻게 되었습니다.

이런 과정을 통해 우리는 "왜 이 일을 하는지" "어떻게 해왔는지" "어떤 어려움이 있었는지"를 끊임없이 이야기해야 했습니다. 충분히 논의할 시간은 늘 부족했고, 로봇을 필요로 하고 고민하고 계신 분들은 정말 많다는 것을 느꼈기에 용기를 내어 이 책을 쓰게 되었습니다. 글을 쓰는 과정은 제가 얼마나 부족한지를 돌아보는 자기반성의 시간이기도 했습니다. 부족한 책이지만 읽는 동안 작은 부분이라도 도움이 되었기를 진심으로 바랍니다.

병원에서 일하는 한 명의 의사일 뿐인 제가, 고령화 사회와 국가 문제를 이야기하고 국내 로봇 기업의 경쟁력을 걱정하는 모습이 다소 의아하게 보일지도 모르겠습니다. 하지만 진료 현장에서 고령화의 현실을 체감하고 이미 고령화된 사회에서 일본 의료진이 마주하고 있는 상황을 보며, 지금이 바로 우리가 미래를 준비해야 할 때라는 위기감을 절실히 느꼈습니다.

이 책에서 국내 로봇 기업들의 부족한 점을 지적하기도 했지만, 그들이 가진 장점도 분명히 보았습니다. 조금만 더 도전한다면 세계 시장에서도 충분히 경쟁력을 가질 수 있으리라 믿고, 아쉬움과 응원의 마음을 함께 담았습니다.

감사드릴 분들이 너무 많습니다. 로봇 운영의 최전선에서 수많은 어려움을 함께 헤쳐나가고 있는 커맨드센터의 김영미 부센터장님과 모든 팀원들, 고생을 함께한 한림대학교 성심병원 의료진, 저희가 이런 일을 추진할 수 있도록 아낌없이 지원해 주신 한림대학교 의료원과 한림대학교 성심병원 보직자 여러분 덕분에 여기까지 올 수 있었습니다.

늘 까다로운 소비자였던 저희와 끊임없이 논의하며 개선을 위해 힘써 주신 "빅웨이브로보틱스" "LG전자" "로보티즈" "현대자동차 로보틱스랩" 등 신뢰할 수 있는 기업들이 있기에 한국 서비스 로봇 산업의 미래는 분명 밝다고 믿습니다.

로봇산업진흥원과 정보통신산업진흥원 덕분에 국책 과제를 통해 로봇을 다양하게 활용해 볼 수 있었던 점도 감사드립니다. 앞으로도 다양한 과제를 통해 현장의 문제를 함께 풀어 나가길 기대합니다.

아울러 로봇 학계와 논의할 기회를 만들고 지원해 주신 "KIST" 오상록 원장님, 로봇 관련 표준화 추진에 참여할 기회를 주신 성균관대학교 구자춘 교수님과 안선주 교수님, 한국로봇융합연구원 정구봉 부원장님께도 깊이 감사드립니다. 그리고 부족한 글을 출판으로 이끌어 주신 "청년의사"에도 감사의 말씀을 전합니다.

마지막으로, 제가 이 모든 일을 해 나갈 수 있도록 언제나 응원해 주고 묵묵히 뒷받침해 준 사랑하는 가족에게 가장 깊은 감사의 마음을 전합니다.

병원이 로봇을 만났을 때

로봇이라 잘해요, 로봇이라 못해요

지은이　　이미연
펴낸날　　1판 1쇄 2025년 11월 10일

대표이사　　양경철
편집주간　　박재영
편집　　　　지은정
디자인　　　박은정

발행처　　㈜청년의사
발행인　　양경철
출판신고　제313-2003-305호(1999년 9월 13일)
주소　　　(04074) 서울시 마포구 독막로 76-1(상수동, 한주빌딩 4층)
전화　　　02-3141-9326
팩스　　　02-703-3916
전자우편　books@docdocdoc.co.kr
홈페이지　www.docbooks.co.kr

ISBN　979-11-93135-35-8 (03550)

◆ 책값은 뒤표지에 있습니다.
◆ 잘못 만들어진 책은 서점에서 바꿔드립니다.